心の病　回復への道

中 猛
Takeshi Nonaka

岩波新書
1373

はじめに

四人に一人

「親しい人を三人思い浮かべて、その三人がおかしくなければ、おかしいのはあなただ！」あるアメリカ人ジャーナリストの言葉です。精神疾患《しっかん》の生涯有病率は二五％にのぼるので、一生のあいだに精神疾患にかかるのは四人に一人という勘定になるわけです。

しかし、日本における毎年の精神科受診者数は、四〇人に一人にとどまります。一方で自殺者数は年間三万二〇〇〇人程度から下がりませんから、一日に約九〇人、つまり一六分間に一人が亡くなっている計算になります。適切な安全網やサービスに救われていないのです。

こうした状況であるのに、日本では医療費のうち精神疾患にさかれているのは六％にすぎません。すべての医師数のうち精神科に従事している者は五％、精神科専門医となると三・八％に下がります。医師の配置を国が計画的に行っているわけではないのですから、この数字は、精神科医はあまり人気がないことを示していますし、経済的に儲《もう》からない状況にもあるようです。

さらに、精神科医師数は先進諸国と比較してさほど少ないわけではないのですが、臨床心理士やソーシャルワーカーなど、精神保健に従事するスタッフの数において大きく差があります。精神科医師中心のサービスでは限界がありそうです。

人は身体とともに心をもっているわけで、当然に心も病んだり傷ついたりします。もとより、あらゆる悩みを精神科医が解決できるわけではありませんが、精神疾患に位置づけられそうなものについて、精神科医を利用してみるのは悪い判断ではないはずです。いまは「心の時代」と称されて、精神医学に対する国民の期待もいっそう高まっています。

では精神科の窓口はないかと探してみれば、いまやけっこう身近にあります。総合病院のなかの精神科、精神科病院、精神科クリニックなど、それぞれの外来は毎日けっこう混みあっています。ただし、利用している人は大いに利用している一方で、本来受診するほうが良さそうな人がなかなかたどりつかないのです。あらゆる病気は、早期発見・早期治療が明らかに有利ですが、精神科疾患の場合は、いまだにそうなってはいないようです。

予防の時代

ごく近年になって日本でも、精神病に対する早期支援が試行されています。精神病は予防の時代に入ったのです。さらに国も、地域医療計画を立てなければならない「五疾病《しっぺい》五事業」のなかに、がん、脳卒中、急性心筋梗塞、糖尿病のほか、二〇一一年には精神疾患も加えましたから、ここ数年にもシステム全体の改善が期待されるところです。こうした機会に精神保健の全体像をながめてみるのも役に立つことでしょう。

必要性が高い一方で実際の利用が伸びない最大の理由として、どうやら精神保健をめぐる良質な情報が国民に広がっていないことが推測できます。そこで、本書では、精神保健をめぐる基本的だけれど最新の情報について、なるべくわかりやすくお伝えしようと思います。

とりわけ焦点は若者です。いかにも健康に満ちあふれて見える思春期および青年期において、不幸と苦しみを増やしている最大の原因は、事故と精神疾患であることがわかっています。最終的な行動や生活目標を選択するのは自分自身ですが、この若い人々に精神保健のことを勘定に入れておいてほしいと願っています。

正確な情報を義務教育でしっかり教えるべきですが、いまの学校教育では適切に伝える機会をなくしており、医療や福祉の専門職のなかでさえも、かたよった理解がされがちな精神保健の領域です。

ちょうど私は福祉系大学で教員をしていますので、この本は、私のゼミ生が理解できるように描くつもりです。高校生も、自分のことだと思うと、けっこう真剣に読めるのではないかと想像します。社会人の方々、さらには医療保健福祉領域で働く方々にも、本書が精神保健に関する誤解を解く機会となればさらにうれしく思います。

日本で自殺率がきわめて高いまま減少しない事態、ホームレスの方々の背景、生活保護世帯数が減らない問題、職場や学校における休職・不登校についても、精神保健の問題がしっかり根を張っています。それぞれ、表面に出た事象への対策だけでは問題解決に至らないこともお伝えしなければなりません。

「心の病」とは

一般に「心の病」とは、精神保健上の病気をおおまかに指すときに用いる表現です。厳密に言えば、狭義の疾患は生物学的な変化をともなうことが原則で、精神疾患の場合は脳神経に障害が生じている状態を指します。ですから「心の病」ではなく、「脳の病」と表現すべきです。薬物療法が有効である事実もそれを裏づけますし、自分がその病気をもって自覚する際には、「心の病」よりも「脳の病」のほうがしっくりくるものです。

でも、「心の悩み」のレベルとなると、対人関係上のストレスや、個人的な人生上の苦悩などが加わります。仏教で言う四苦八苦のような実存的悩みまでも含もうとすると、確かに「脳の病」ではなさそうです。がんをはじめとする身体疾患をもつことによって悩み苦しむ場合にも、精神医学の対象としますが、精神疾患ではないものを含みます。

精神医学は、脳神経という生物学的な事象から、心理社会的存在としての人間、実存的な問いに直面する存在というところまで、すべての心の問題を対象とします。その意味で、対象を生物学的事象に限定する身体各科とは、一線を画するかもしれません。精神医学に対する精神保健は、障害をもつ人、病院に通っている人だけでなく、あらゆる人を対象とするのです。

「回復」とは

回復とは、「元に戻ること」を意味するときと、「失ったものをとり戻すこと」の意味の二つがあります。

病気や障害がまったく消え失せて、そんなものと縁がなくなるのが理想ですが、病気の種類によってはそうもいきません。現代は慢性疾患の時代とも言われるように、ほとんどの人は、障害者手帳こそもっていなくても、糖尿病や高血圧症など多くの疾患をもって服薬も続けています。「健康」という概念が変わってきたのです。従来のように「病気や障害がないことが健康である」とすると、国民のほとんどが不健康になってしまいます。いまの健康概念は、「病気や障害をもっていても、それとうまくつきあって、自分を積極的に生かしていること」です。

本書でいう「回復」は、病気や障害がまったくなくなることを意味しているのではありません。「回復」にこめられている期待は、自分をどれだけ生かして、意味のある人生を送っているのかを問うているのです。重い精神疾患をもちながらも自分の意義ある人生をとり戻している方々への注目度は、近年世界的にも急速に高まっています。

本書のねらい

本書では、膨大な精神医学の知見や、急速に発展した脳神経に関する情報と、世界と日本の精神保健システムや精神障害をもつ人々の活動の、ほんの一部をお知らせすることになります。でも焦点は、精神保健がどれほど大切な事柄であり、これからを生き抜く誰にとっても欠くことのできない情報であるかをお伝えするところに、しっかり置いています。

精神疾患や精神障害は誰にとっても大切な事柄であるはずなのに、目に見えず数字であらわしにくいためなのか、理解されないばかりか、誤解されてもいます。本書では、どこまでが科学でわかっていることで、どこからが現代の課題として残っているのかについて、なるべく私の体験をとおして、昔の歴史から最新の動向まで、明確にお伝えしたいと思います。

第1章では、複数の事例を提示して、大まかに精神保健の全体像をながめます。主に世界保健機構(WHO)のデータから、精神疾患が人類にもたらす重大な問題であることを確認します。また、「疾患」と「障害」のもつ意味について明らかにすることも、心の病を考える際には避けて通れません。普通の身体の病気とは、どこが同じで、どこが違うのでしょうか?

第2章では、座敷牢《ざしきろう》や「相馬《そうま》事件」の話から、現代の精神医療に至るまでの歩みをとらえます。精神病者監護法が定められた明治時代、私が医学部に入った一九六九年当時、精神病院で研修をはじめた経済成長期のころ、それぞれの時代をふりかえると、精神医学や精神保健はずいぶん変貌してきました。一九八七年の精神保健法改正前、地域ケアの展開が困難だった時代にあって、それでも工夫してきた挑戦者たちにもふれましょう。

第3章では、精神疾患にかかった際の症状について整理し、どのように対処すべきか、相談する窓口はどこかについて、実用的な情報を紹介します。そもそも精神疾患がどうして起こるのか、現代の治療法にはどんなものがあるのか、具体的な事例をとおして考えます。精神疾患が意外に治りやすいことや、相談の窓口が身近にあることを、知っていただきたいものです。

第4章では、精神疾患の後遺症である障害を残す場合に、急性期症状が治まったのち、どのようにリハビリテーションしていくのかについて、これも具体的な事例をとおしてご紹介します。日本では一九九〇年代以降に急速に展開している領域です。「生活のしづらさ」を克服して、「働くことと愛すること」という人生の目標をどのように支援しているのでしょうか?

第5章では、一転して世界的な視野から、精神疾患のあり様や精神保健制度を見渡します。ほとんど私自身で確認してきた事柄です。統合失調症は、先進諸国よりも発展途上国のほうで治りが良い事実は、何を意味しているのでしょうか? 治療や支援の技術が高度に発達した北米、一方、制度や仕組みに優れているヨーロッパ、それぞれの様子を具体的に紹介します。

第6章では、たどり着いた最新の状況をご紹介します。病気や障害にこだわるよりも、生活や人生に注目する生き方であるリカバリー運動が全世界ではじまっています。もっとも大きく変化している点は、パワーと決定権を共有しようという専門職と利用者との関係性なのかもしれません。

興味のあるどの章から読みはじめても、話は通じるようにできています。では、「あとがき」で、またお会いしましょう。感想をお聞かせくだされば幸いです。

目　次

心の病　回復への道

第1章

心の健康の危機

―― 21世紀の課題としての精神疾患 ――

1　身近で深刻な精神疾患

同級生のA君と私

私が精神科の研修医であったころ、入院者名簿に懐かしい名前を発見しました。高校時代の同級生A君です。誠実できまじめで、けっこうひょうきんな面もあり、よく連れだって釣りをしましたが、それは受験戦争のまっただなかでオアシスにいるようなひとときでした。その彼が病院に現れたときには、うつむいて何も言わず、ときに不安げにまわりを気にするしぐさで、私のことなどに気づくゆとりもなさそうでした。

もちろん、知りあいの私が主治医になることはありませんが、カルテや同僚の話から総合すると、彼は「誰かに見張られている」という漠然とした、でも切迫した体験にさいなまれ、ここしばらくほとんど眠れていないとのことです。何か命令するような声を聞いて、つい答えることもあるそうです。電気関係の会社に勤めて三年目、仕事が面白くなった分だけ、責任も強く感じ始めていました。

生活の様子が変わったことに幸いご家族が気づいて、不眠や仕事のストレスを理由に、精神科を一緒に受診したわけです。

Ａ君は、向精神薬を服用して数日ぼんやり臥床《がしょう》していましたが、睡眠とともに食欲が戻り、半月もすると笑顔で会話する姿が見られました。もはや異常に感じる体験はないそうです。おそるおそる会ってみると、私が親しい友人であることを認めているし、記憶にも誤りはないのですが、もうひとつ気持ちがのらないし話もはずみません。そのまま約一カ月で退院していきました。たとえば、骨折や白血病で入院してきた元同級生と研修医との再会という場面を想像して比較すると、感動的なできごととはほど遠いものでした。自分の心の中でも、この体験をどのように収めていいか、とまどったままです。

親しい友人の彼に、いったい何が起こったのでしょうか？　これからの彼はどうなるのでしょうか？　肩すかしのような喪失感を抱いた私には、いったい何ができるのでしょうか？　私はどうすべきだったのでしょうか？

精神科研修医の私は、それからも実に多くの身近な人々の心の病に出会ってきました。尊敬する先輩の医師が突然に縊死《いし》を遂げました。長くうつ病を病んでいたと、あとで聞かされました。同僚のお子さんが不登校で、専門医を訪ねた方が良いかどうか、相談にのったこともあります。若い看護師さんが燃え尽き状態になったことから、病院の体制にかみついたこともありました。実習生がパニック発作を起こして、実家や学校と連絡をとったりもしました。

一人ひとり、目立つ事例もあれば、ひっそりと気づかない場合もあるし、感動的な結末であったり、不条理だけが残る苦い体験もあったり、実にさまざまです。シェイクスピアの「ハムレット」には、「天と地とのあいだには、われわれの考えがおよばないことが、いくらでもある」という台詞《せりふ》がありますが、やっかいなことに、そのたびにわれわれの心は反応するし、ときに耐えきれないこともあるのです。

Bさんの回り道

Bさんはもう四〇歳になります。幼い印象もあってそんな年には見えません。どこにいるかわからないほど控えめです。郷里を離れて下宿していた学生時代、学校にも行かないで引きこもっていたところを、大家さんが郷里の両親に連絡し、両親に連れられて精神科を受診しました。軽いノイローゼだと言われて、実際にも向精神薬を飲んでいると妙に明るくなったので、治ったと思って通院も服薬も止めてしまいました。

再発したのは大学を卒業して貿易会社に勤めはじめた直後です。張り切りすぎていたのか、眠れなかったのも原因かもしれません。気が大きくなって、お喋りになるばかりか、上司に悪態をついてしまったのです。「世の中を良くせよ」と語りかけてくる言葉を聞いたことも覚えています。

会社の産業医と面談をさせられ、再び両親が呼ばれて、今度は郷里の精神科病院に入院となりました。仕事は辞めざるをえませんでした。退院しては服薬を中断して、再発、また入院というのを三度もくりかえしてしまい、そのたびに入院期間が長くなってしまいました。

今度の退院後は、病院に併設されたデイケアに通うことにしました。同じくらいの年齢の友人がいて、麻雀《マージャン》やスポーツができるのも魅力です。第一、この年になって自宅付近をぶらぶらしているわけにはいきません。

プログラムのひとつでしたが、統合失調症という病気のメカニズムや向精神薬の効き方などの勉強会に出て、はじめて自分の病気のパターンが見えてきました。もっと早く知っていれば判断が違っていたかもしれない、これまでずいぶん回り道をしたものだと感じました。

いまの夢は、実家のハウス園芸の仕事を継ぐことです。とりあえずは別の園芸会社にパートで勤めようと、担当の精神保健福祉士（精神科ソーシャルワーカー）と相談しています。フルタイムの仕事に耐えられるか、細かい作業に集中力が途切れないか、同僚とのつきあいをどうするか、悩みがつきません。

病気について知る

これまで多くの精神疾患の場合に、病気の説明がされないままでしたので、患者は病気を自覚できませんでした。自分をコントロールできないと扱われがちだったのです。確かに、情報の「入力」や「出力」の処理、自分の能力の把握、他人との関係など微妙にわからない場合もあるのですが、ほとんどの事例において病気の説明は有効だし、それによって再発予防のコントロールもうまくいくことがわかっています。

むしろ専門職の側が、この病気に対して悲観的に思いこんで、本来行うべき説明を省いていることが多いようです。「病識欠如」や「人格崩壊」などと呼んだ、むかし日本が採用した旧ドイツ式精神医学の教科書が災《わざわ》いをなしているのかもしれません。医師全体の教育体系のなかでも、現状では精神科に関する適切な情報が不足していると思います。

患者とその家族に対して十分な説明のないまま、服薬継続だけを押しつけた結果、結局、何度も医療中断と再発をくりかえしてしまいます。長い療養生活のなかで、どの部分が純粋に病気の部分で、どの部分が不適切な環境によって学習した思考や行為で、どの部分が周囲の理不尽さに対する反応なのか、区別がつかなくなっている場合も多いことでしょう。ほんとうは、どのようにこの病気とつきあったらいいのでしょうか？　再発をどのように防ぎ、病気が安定した後に何ができて、何ができにくくなるのでしょうか？

WHOレポート

精神疾患がいかに重大な影響を人類に与えているのか、数字をまじえて紹介しましょう。

世界保健機構（WHO）は、毎年、健康上のトピックをとりあげて、世界中に警告を発しています。二一世紀における保健上の最大の課題は精神保健であるとし、二〇〇一年のレポートは精神保健がテーマになりました（『精神保健――新たな理解、新たな希望』）。そこでは、世界中で精神疾患が増え続け、このままでは経済的な損失ばかりか、人類全体の健康を損ねると報告しています。「精神保健なくして健康はない（No health without mental health）」と結論づけたのです。人間的な要素を排除することで科学性を高めた医学でしたが、いまあらためて心と体の統合が求められているのでしょう。

レポートには、精神障害や神経障害をもつ者は世界中で四億人にのぼり、すべての疾患をもつ者のうち一〇％は精神障害であるが、次の二〇年間では一五％を越えるであろうとされています。成人に生活障害をもたらす二〇大原因のうち、六つは精神障害です。これらは、うつ病、アルコール症、自傷、統合失調症、双極性障害（躁うつ病）、パニック障害のことです。さらに、毎年世界中で二〇〇〇万人が自殺企図し、一〇〇万人が死亡していると記されています。

精神疾患の発生に関する最新の情報としては、WHOとハーバード大学が中心となって二〇〇四年から調査を開始した、世界精神保健調査が有用です。その一員である日本班は「こころの健康についての疫学調査」（主任研究者・川上憲人）を実施していますので、二〇〇七年の報告書から紹介します。

調査時点までに精神疾患にかかったことのある人の割合を示す生涯有病率は二四・二%、近々の一年にかかった人の割合である一二カ月有病率は一〇・〇%とされました(この研究では統合失調症が除かれていますが、統合失調症の生涯有病率は一般に一%程度とされています)。これまでに自殺を真剣に考えた人は九・七%、過去一二カ月では一・二%でした。一方で、何らかの精神疾患を経験して受診や相談をした人は、調査時点までで三〇%、過去一二カ月で一七%にすぎません。つまり、国民の四人に一人は精神疾患にかかったことがあるのですが、その三分の二は受診をしていないことを意味しています。

こうしたことを、アメリカ合衆国のジャーナリストであるアン・ランダース女史が刺激的に表現したのが、本書冒頭にかかげた言葉です。「あなたの親しい友人三人を思いうかべて、もし彼らに問題がなければ、精神的にバランスを崩しているのはあなたかもしれません」。

精神保健の大切さとうらはらに、実際の予算獲得には関係者が世界中で苦戦をしています。世界精神保健連盟会長であったベンデット・サラセノ氏は、二〇〇〇年段階で全疾患中に精神疾患がしめる割合は一二・三%であるのに、全保健医療費にしめる精神保健予算は二%以下であることを嘆いています。現実的な精神保健対策はなおも、世界中で「安かろう、悪かろう」の状態にあるのです。

疾病による負担

ＷＨＯが「生活障害」とか「疾病による負担」と称した数字は、ＤＡＬＹ(disability-adjusted life year)のことで、「障害で補正した人生年」、「ＱＯＬ(生活の質)損失総量」、「障害調整生存年」などと訳されています。

医療活動の成果を明らかにしようとするときに、これまでは死亡率など、生命予後が注目の的でした。しかし、医学の進歩や医療の整備によって、疾病があってもすぐに死ぬことは少なくなりました。病気や障害をもちながら日常生活を送る人々が大半となっています。こうなると、死亡率だけでは疾病や医療の実態が判定できません。そこで、疾病や障害がその人の日常生活にどれほど影響しているのかという指標を工夫したのです。

働き手の父親が交通事故にあって死線をさまようときに、本人とその家族の負担はとても大きなものになりますが、その緊急の状態が長期間続くことはありません。一方、命が助かって、障害をもちながら家で暮らすようになると、家族の負担は緊急時より減少し、本人の苦悩もある程度にとどまりますが、その状態が何年にもわたって続くことになります。負担と年数の積算額を比べると、死ぬか生きるかという大病でなくても、長年続く慢性疾患による生活の負担はとても大きいことがわかります。

表1　DALY 値の比較(上位 10 疾患)

	全世界		日本		OECD 諸国	
1位	下気道感染症	6.2%	脳血管疾患	8.4%	**うつ病**	8.4%
2位	下痢性疾患	4.8	**うつ病**	5.6	虚血性心疾患	6.3
3位	**うつ病**	4.3	**認知症**	5.0	脳血管疾患	4.7
4位	虚血性心疾患	4.1	虚血性心疾患	4.3	**アルコール症**	4.4
5位	エイズ	3.8	**自傷・自殺**	4.1	慢性閉塞性肺疾患	3.0
6位	脳血管疾患	3.1	難聴(成人発症)	4.0	難聴(成人発症)	3.0
7位	未熟児, 低体重	2.7	関節症	3.3	**認知症**	2.9
8位	出生時仮死	2.7	**アルコール症**	3.0	糖尿病	2.6
9位	交通事故	2.7	肺がん	2.7	交通事故	2.6
10位	新生児感染症	2.7	胃がん	2.6	肺がん	2.6

(出典)　WHO, Causes of death and burden of disease (2004 年推計値)
(注)　太字は精神神経疾患. OECD(経済協力開発機構)諸国は, 経済先進国の代表例

　このDALYという指標で比較すると、先進諸国において最も負担の大きな疾患グループは精神神経疾患なのです。世界中を視野に入れると、エイズや呼吸器疾患など、感染症グループが最大の課題となります。それでも、個別の疾患ではうつ病(単極性うつ)が第三位に入ります。日本だけで見ると、うつ病、認知症、自傷・自殺、アルコール症、統合失調症、躁うつ病の順で並び、精神神経疾患と自傷・自殺をあわせると全体の二六・六%をしめてしまいます。確かに精神保健対策は人類全体の大きな課題なのだと実感します(表1)。

　さらに若者に注目すると、一〇~二四歳の若者の総DALYは、全年齢層の一五・五%をしめており、その内訳は、精神神経疾患四五%、不慮の傷害一二%、感染症・寄生虫病一〇%の順になります。本来は最も健康である青年期に、精神神経疾患と事故が

多発している事実に注目です。

現代における精神保健の最大のターゲットは若者たちです。思春期・青年期は精神疾患を発症する危険が最も高まる時期であり、一方で、いまの精神医療は精神疾患を予防できるレベルに達しているため、若者たちに焦点をあわせる必然性があるのです。

自殺率の高さ

新型インフルエンザや狂牛病（BSE）で人が亡くなると、マスコミによる連日の大報道が起こります。戦争による犠牲者の数も大国の政治を揺り動かします。しかし、それよりもはるかに多くの人々が、世界中で自殺している事実に注意を向けるべきでしょう。

WHOの調査では、自殺者のうち背景に精神疾患があった者が九割をしめ、内訳は気分障害（うつ病など）が三〇・二％、薬物など物質関連障害が一七・六％、統合失調症が一四・一％、パーソナリティ障害が一三・〇％の順でした。自殺とうつ病との関連が強いことを示しています。

日本の警察庁統計では、一九九八年度から自殺者が三万人の大台にのぼって、その後一向に減少しないことから、強く注目されることとなりました。数を押し上げたのは中年男性群で、不況による倒産や離職が背景にあると推測されました。性別では男性が七割をしめ、年齢別では、二〇〜四四歳男性および一五〜三四歳女性が多く、これらの年代の死因の第一位は自殺となってしまいました。単純に不況だけの問題ではなさそうです。

自殺率は人口一〇万人あたりの数で示しますが、二〇一〇年の日本の数字は二四・九人となり、世界で第九位に位置づけられました。日本よりも上位の国々は、リトアニア、ベラルーシ、ロシア、ハンガリーなど、政治体制の移行で混乱の続く旧ソ連邦や東欧諸国であり、先進諸国の中で日本の自殺率の高さはトップクラスと言えます。

自殺実態一〇〇〇人調査

自死遺族を聞きとりの対象にして、自殺に至るまでのプロセスを明らかにしようと、二〇〇八年に「自殺実態一〇〇〇人調査」が行われました。聞き手自身も自死遺族でした。その結果、自殺の背景にはさまざまな危険要因が潜んでいて、一人平均四つを抱えているが、要因の七割は上位一〇個に集中して、なかでもうつ病の危険性が最も高いとされました。

危機の進行度には、次のような三つの段階があると図式化したことは有用です。第一段階は、事業不振、過労など、自殺のきっかけとなる最初の危険要因が発生した段階で、このときに集中的な対策を講じることで危機の芽を摘むことができます。第二段階は、問題が連鎖を起こした段階で、身体疾患、人間関係の悪化、失業などが生じており、多分野の専門家が連携して問題解決にあたる必要があります。第三段階は、連鎖が複合的に起こって事態が深刻化した段階で、自殺のリスクが高まっています。表面化している問題には危機介入的に対策を講じつつ、背景にある危険要因を重層的に解決しなくてはなりません。

調査結果も大切ですが、自死遺族が自分たちで行ったこの調査は、あらためて事件をふりかえることで、自責的になっていた想いから遺族が解き放たれる機会にもなりました。「何もできなかった」という無力感から立ち直る契機になったかもしれません。

自殺の可能性が高い人に対する予防措置や支援ももちろん大切なのですが、そうした人々が生まれないようにするためには、雇用をはじめ経済や社会の仕組みを見直すと同時に、精神保健の体制や活動が整備されなければなりません。

この邦に生まれたるの不幸

約一〇〇年前、日本の精神保健体制を整えた東京帝国大学の呉秀三《くれしゅうぞう》教授が、「この病を受けたるの不幸のほかに、この邦《くに》に生まれたるの不幸を重ぬるもの」と嘆いた実態は、いまの世にも厳然と続いています。

精神科病院への長期収容が継続している日本では、内科や外科を含めた入院者総数にしめる精神科入院者数は二三％にのぼりますが、医療費全体にしめる精神科医療費は六％にすぎません。精神科病棟だけは少ない職員で運営できるという特例措置がいまだに生きています。さらに、この精神科医療費の四分の三は入院患者に用いられるため、外来患者に有用なサービスにまで行き届きません。そのうえ、医療費と福祉の費用を比べると極端な差があり、患者が地域生活をしようとしても福祉サービスに限りがあります。

立ち遅れる政策

さらに明確にすべき歴史は、精神疾患のための障害やリハビリテーションが法的に認められたのが一九八七年の精神保健法改正時であり、身体障害など他の障害者の仲間入りをさせてもらえたのが一九九三年の心身障害者対策基本法から障害者基本法への改正時、他の障害者と平等に福祉サービスを受けられるようになるまでには二〇〇五年の障害者自立支援法を待たなければならなかったという、国家レベルの差別が続いた事実でしょう。これは障害領域間格差ということになります。

おまけに、中央集権よりも地域分権へという流れは望ましいのですが、予算が中央から流れない分権であるために、障害者施策に責任をもつべき地方自治体はやるべきことをやれない状態にあります。その結果、地域間格差が生じています。つまり、どの自治体で発症して、どこで地域生活をするかによって、運命が大きく変わってしまうのです。「この邦に生まれたるの不幸」のほかに、「どこで暮らすかの不幸」が重なります。

こうした日本においても、国連で採択された障害者権利条約の批准に向けて、障害者をめぐる福祉法の議論が進んでいます。内閣府における障がい者制度改革推進会議にも、参加した多数の障害当事者の仲間に精神障害者も加わりました。障害と疾患が併存する特質、精神科病院への収容が続いている現状、精神障害者の有する能力などについて、障害者同士が互いに共有しようとしています。障害者がその種類によって分断統治されないことはとても大切です。

日本の精神保健は、先進諸国のように十分に機能しているわけではまだまだありませんが、ここ数年の動きは、それ以前の数十年に比べて大きな変化であると言えるでしょう。

２「障害」とは？「病名」とは？――言葉をめぐって

Ｂさんの回復過程

先に紹介したＢさんは園芸会社に勤めはじめましたが、その前後の状況を詳しく見てみましょう。

Ｂさんの抑うつやその反対の高揚した気分、「世の中を良くせよ」という幻聴や妄想などは精神症状で、向精神薬に反応して、けっこう早めに治まりました。しかし、精神症状も実際の生活と微妙に重なってしまうと、病気とは関係ない本来の感覚なのか、病気によってそう感じてしまうのか、周囲も半信半疑になるかもしれません。向精神薬の服薬をはじめたのち、数時間単位、数日単位、数週間単位の変化を見ていると、それが病気だったのだと納得することができます。

Bさんが退院して三カ月目のことです。異常体験もおさまり、気分の浮き沈みも安定して、精神科デイケアに通っています。仲間もできて、スポーツやゲームにも楽しさを感じるようになりました。でももうひとつ現実感が弱いようだし、積極的に生活を変化させようともしていません。髭《ひげ》のそり方や髪の手入れなど、身だしなみもどこかいい加減です。少々ふがいないのではないかと、周囲からは見えてしまいます。

でも、このくらいの抑えた活動がこの時期には適切なのです。逆に、張り切りすぎるようですと、再発のことを心配しなければなりません。この頃には、生活するうえで目に見えない不便さがあり、専門職であれば気づくかもしれません。本人や家族も慣れてくると見分けられます。こうした「障害」の性質を一緒に学習するプログラムがあれば助かります。

仲間とときを過ごしながら、次第にまとまった活動ができるようになります。パソコンの練習や対人関係向上プログラム、旅行や会合など、活動に喜びを感じ始めると、次第に現実的な目標に戻りはじめます。このころが就労支援や就学支援をはじめるタイミングです。しかし、自分の能力とはかけ離れた無謀な目標であったり、手順や期限を無視した思いつきの計画だったりすることもあります。デイケアのスタッフは、目標そのものを否定することなく、あの手この手を使いながら、現実的なプランを一緒に仕上げるようにします。

Ｂさんは、ついにハウス園芸会社のパート就労にこぎつけました。前の晩から緊張して、早朝に仕事場に現れてびっくりされたり、昼休みのすごし方がわからずまごまごしていたら、おばさんたちに誘われて人気者になったり、小さな事件がいっぱいありました。困った場合には、Ｂさんにも、あるいは職場の方々にも、就労担当スタッフがそれぞれ助言します。三カ月もたつと、すっかり仕事の流れを覚えて安定した働きぶりになりました。デイケアで土曜日にときどき開催されている「働いている仲間の会」に出てきては、冗談を言いあって楽しそうです。

「障害」について

疾患による精神症状のなかでも、幻覚や妄想などは抗精神病薬で比較的容易に改善します。近年は薬物の改良も進んで、不快な副作用が少なく、しかも効き方が優れている新薬が相次いで発売されており、二〇世紀の精神科医療とはさま変わりしています。それでも、後遺症とも言える不便さが残り、薬物療法だけで問題が解決するわけではありません。そこで、心理社会的手段やリハビリテーションは、あらためてその必要性が強調されています。

生活をするうえでの不便さを、おおまかに「障害」と呼びます。精神疾患の場合は「精神の障害」です。この障害を細かく見ると、いくつかのレベルに分かれ、各要因が互いに影響を与えるという構造が想定されます。そうした見方は障害構造論と称されています。この障害構造論については、第4章でさらに詳しく述べます。

「精神障害」という言葉

精神保健の領域をめぐる言葉の混乱が、さらに誤解をまねいています。はっきり言うことを避けるためにあいまいな表現をしたり、意味のとおりやすそうな別の言い方にしたりした結果なのです。心の病を考えるにあたって、おさえておかなければ混乱を助長するので、ここであらためて用語について確認しておきましょう。

まず、「精神障害」ですが、この言葉は日本の法律の中でも混乱して用いられたままになっています。ひとつの使い方は「精神疾患」を意味する場合です。代表的な疾患は、統合失調症、躁うつ病やうつ病(これらを気分障害と総称します)、全般性不安障害、アルコール症などですが、「精神疾患」と呼ぶことへの抵抗感からか、少しあいまいで、一過性で決定的でないというニュアンスをもつ「精神障害」を用いたのでしょう。これは科学的な使い方ではなく、はじめは一般社会で用いられた言葉です。医学で用いられる場合はdisorder(疾患)を指しています。

もうひとつの使い方は、身体障害と同じように、「疾患の後遺症としての不便さ」を意味する場合です。こちらはdisability（障害）とほとんど重なります。「精神疾患」と異なることを強調するのに、あえて「精神の障害」と呼ぶこともあります。疾患の後遺症である不便さを有する「精神障害者」の存在を、日本の法律では長く認めてこなかった経緯があります。

身体疾患であれば明確です。たとえば脳梗塞《のうこうそく》は疾患名で、そのために生ずる半身麻痺《まひ》などは障害です。前者には救急システムや薬物療法が重要ですが、後者にはリハビリテーションや福祉用具が必要なのです。精神疾患も、後遺症を残す場合には、疾患部分と障害部分をなるべく分けて考えないと混乱してしまいます。

国際疾病分類

科学としての医学は、疾患概念を可能な限り明確にして、世界共通のものとして規定しています。「疾患」とは、原因、病理、症状、治療法、予後などが明らかにされて、他のものと重ならない単位として定義されています。

現代では、あらゆる疾患が世界中で共通の概念で規定されるように、疾患の基準を定めて操作的に診断できるようにしており、細分類も含めてコード化されています。これはＷＨＯによる「国際疾病分類（ＩＣＤ）」のシステムで、現在はすでに第一〇版を重ねていますので、ＩＣＤ-10と呼ばれています。

生物学的な変化だけで規定せずに、心理社会的な要素をも含めて考える精神疾患の場合は、ICD-10では不足がちなので、多軸診断を採用したアメリカ精神医学会の疾患分類(DSM)を併用することが一般的です。こちらは第四版なのでDSM-Ⅳと呼びます。

操作的な疾病分類が実行されるようになってからは、国が違っても、異なる精神科医であっても、診断結果にあまり差が出なくなりました。しかし、専門職であれば誰でも判断しやすく、共通の枠組みを使えるという特徴は、患者一人ひとりの特異性や例外となる性質を過小評価して、割り切りすぎて、診断名を味気のないものにしてしまうという欠点ともなります。特殊性と共通性、個別性と全体性は、両者ともに捨てがたいのです。

どこからが「病気」か

一方「病気」とは、医学的概念よりも広い社会的な概念で、一般的に「うまくいかない状態」を指しています。ですから、医学的な疾患があっても、それを病気とはみなさないこともしばしばです。たとえば近視や乱視、白髪《しらが》や黒子《ほくろ》などが疾患と言われても受け入れにくいでしょう。逆に、皮膚の色や髪の性質など、その社会の多数派と異なる身体的な特徴が病気と呼ばれるときもあるでしょう。本来は社会的な位置づけに関連する問題に、医学的なストーリーと否定的なニュアンスをもち込んでいるわけです。

さらに病気の意義について、重症の貧血症を起こす鎌状赤血球症を例にとります。これは病気である一方で、鎌状赤血球は溶血を起こすのでマラリア原虫が繁殖できず、マラリアに罹《かか》りにくくなる有利さがあります。常染色体劣性遺伝であるため、この遺伝子を存続させるために、理論的には四分の一の確率で重症の貧血症が発生します。この場合は医学的には疾患でも、たとえマラリア蚊が大量発生しても生き残るには、人類にとって有利となる貴重な遺伝的変異でもあります。

医学的な疾患とは、良いとか悪いとかという社会的な価値観とは一線を画しており、中立的な生物学的概念だととらえるべきでしょう。

精神保健現場での混乱

こうした関係が精神保健の現場ではもっと混乱してきます。本来は中立的な医学的疾患名が、社会的な価値観や判断につながるものとして利用されてしまうのです。マスコミのあつかい方を思い浮かべてみれば明らかです。それに懲《こ》りている医師は、社会のなかで生きる個人に不利が生じないように、科学的な言葉を社会で受け入れやすい言葉に言い換え、ときに嘘やごましを加えて使わざるを得ない場合があるかもしれません。

ここで「精神病」という言葉も紹介しておきます。もともとはエミール・クレペリンが一九世紀末に「内因性の精神疾患」に分類した、統合失調症、躁うつ病、てんかんを意味していました。今ではてんかんは、主に小児科や神経内科で神経疾患として治療されています。

精神病は、現在でも「重篤な精神疾患」というニュアンスを引きずっていますが、重篤かどうかは診断名に規定されてはいません。軽い統合失調症よりも重篤な神経症のほうが治りにくいし、生活や人生に大きな負担をかけることでしょう。むしろ、「自分をゆがめて適応するのが神経症で、外界をゆがめて適応するのが精神病」といった性質による区別のほうが納得します。

あいまいな病名

社会的な価値観から重症とみなされてしまいそうな場合に、それを回避する便利な病名がいつの世にも存在しました。明治のころには「ノイローゼ」が統合失調症を回避する病名として使われたり、医学的な意味とは無関係に「神経衰弱」という呼び名が頻用されたりしました。近年では「うつ病」が社会の中で受け入れられたようで、比較的抵抗感が少なくなったため、本来は統合失調症であっても「うつ病」という診断書が出されたり、家族がそう呼んだりしています。

社会学者が名前をつけたり、著名人が用いたために広がった「いわゆる病名」もあるでしょう。青い鳥症候群、空の巣症候群、シンデレラ症候群など、実に多数現れます。こうした「いわゆる病名」は、新聞に出てくることはあっても、診断書に書かれることはありません。

ところが、不登校や引きこもりの場合は、医学的診断名ではありませんが、医学的な状態像名として扱われます。望ましいことではありませんが、正式な病名確定を急がず、診断書に一時的にこの病名が書かれる場合もあります。状態像名とは、原因はともかく、腹痛や歩行障害といったような状態にあることを指しています。

さらに、診断がもうひとつ定まらない場合や、病気がはっきりする前のような状態のときに、つい使ってしまう便利な病名もあるのです。もう少し経過を追ってから確定診断をするべきなのですが、実際の生活はそれを待ってはくれません。ときには無理と思えても、仮の病名のもとに治療をはじめるべき場合もあるのです。治療をはじめるためにつける病名ならばまだ許されるのですが、治療をあきらめる場合につける病名としてもときに使われます。さまざまな意味が込められて使用されるものに、「人格障害」や「適応障害」があり、近年は「発達障害」も仮の意味で使われるときがあるようです。

病名とのつきあい方

こうした病名をめぐる混乱が、精神科医療をわかりにくくし、精神科医や精神科病院に対する不信につながるのかもしれません。しかし病名とは、いま起きている現象をどう理解するのか、どのような治療や対策を行うべきか、将来の見とおしはどうなのかを示してくれるのですから、とても大切なものです。表面的な理解で安易にとらえず、専門職と納得できるまで話しあうテーマなのだと思います。

診断書は文書による証明ですから、時と場合の目的によって、どの部分を明らかにすべきかが定まってきます。ですから、すべてを説明しているわけではありません。情報交換をしたい者どうしが、互いの対話をとおして、さらに必要な情報を得るようにすべきでしょう。時と場合によって、相手によっても、伝えてはいけない部分があるし、伝えておかなければならない情報もあるのです。とても一枚の診断書で書き分けられるものではありません。

3　すべての人にとっての精神保健

精神保健という言葉

「精神保健」と言うよりも、最近は「メンタルヘルス」のほうが世間でなじむようです。本来はまったく同じことなのですが、精神保健は他人ごとで、メンタルヘルスは自分とも関係があると感じるようです。精神保健は疾病を抱えている人が対象で、メンタルヘルスは健常者が対象だという勝手な思い込みもありそうです。

ずいぶんむかしは「精神衛生」と呼んでいました。「衛生」の基本は病気にならないようにする予防の科学と対策を意味します。近代社会の環境悪化にともなう健康被害に対する対策として生まれています。明治時代初期に長与《ながよ》専斎《せんさい》が中国古典から採用して訳語としました。一方、「公衆衛生」は感染症に対する防疫の活動として生まれています。戦前は警察行政として公衆衛生が行われたのです。

慢性疾患の時代

ジェラルド・カプランという精神科医が「予防」という概念を整理したのは、一九六四年のことでした。第一次予防は病気にならないようにする対策で、インフルエンザの流行に対してマスクをかけるといったことです。第二次予防は、病気を早く発見して軽いうちに治療すると、それ以上の悪化を防ぐことができるという、早期発見・早期治療の考え方です。第三次予防は、病気で療養中でもうまく回復していくと余計な病気にならないで済むという、リハビリテーションの活動を意味します。

第一次予防はすべての人々が対象になります。第二次予防の対象は、いつでもどこでも、だいたい一割程度の人々が該当し、医療等の援助が必要であると言われています。第三次予防の対象は、疾病による内部障害も含めて、各種の障害をもつ人々であり、おおむね一%を想定しています。

ところが、先進諸国では一九七〇年頃より、疾病と医療の状況はさま変わりをしてきます。それまでの病気の中心は、腸チフスや赤痢、結核などの感染症や事故による損傷でした。こうした疾病の場合は、医療機関にもちこんで医師に任せることが何よりも重要で、そこから戻ってくるときには、生きているか死んでいるかはっきりしていたのです。

現代の疾病の中心は慢性疾患です。つまり、がんでも脳卒中でも、医療機関では死なないで、病気や障害をもったまま地域生活に復帰することが多くなっています。糖尿病や高血圧症などは、完治することがなく、生活のなかで制御するべき疾病です。慢性疾患の時代では、ほとんどの市民が大なり小なりの疾病や障害を抱えて、それとうまくつきあいながらすごしています。このように、急性疾患から慢性疾患に医療の重点が移行している現象を、公衆衛生学では「健康転換」と呼んでいます。

「健康」の概念

公衆衛生の領域でも予防の活動が拡大してきて、従来のように疾病をもっている人や、疾病になりそうなハイリスクの人々だけを対象にするのではなく、すべての住民を対象にするという考え方に移行しました。一九七八年にカザフスタンのアルマ・アタ（現・アルマトイ）において、ＷＨＯが主催する第一回プライマリヘルスケアに関する国際会議が開催され、「すべての人々に健康を（Health for all）」がスローガンに掲げられました（アルマ・アタ宣言）。

さらに健康の概念も変わってきました。従来は病気がないという状態を健康と呼んでいたのですが、現代では、ほとんどの人が慢性疾患をもっているとなると、誰もが不健康とされてしまいます。そこで、病気や障害をもっているとしても、より幸福になろうとしている状態を健康と呼び、健康の状態にも段階をつけて考えるようになりました。一九八六年にカナダのオタワにおいて、ＷＨＯは第一回健康づくり（ヘルスプロモーション）国際会議を開催しました。健康改善のためには、社会環境やコミュニティ活動を変え、個人的な技能を身につける必要があるとされました（オタワ憲章）。

「保健」は、病気や障害をもっていたとしても、より健康になることを目指していますし、狭義の疾患だけを対象にしていません。

精神保健の系譜

精神保健の歴史をふりかえってみると、強調点を異にするいくつかの系譜があります。

一〇〇年前に日本に近代医学が導入された当時、「精神衛生」で意味されたことは、精神病の発見と治療導入の運動です。悪魔や動物の憑依《ひょうい》（つきもの）、先祖が犯した罪の償《つぐな》いなど、さまざまな前近代的偏見で意味づけられた人々を、正当な病人として処遇し、治療の機会を与えるための活動が中心です。原点をつきつめると、一八世紀末フランス革命のさなかに、狂人として鎖につながれていた精神障害者を解き放して医療の対象としたフィリップ・ピネルの行動が象徴的です。その様子をロベール・フルーリが描いた原画はパリのサルペトリエール病院にあり、複製画は日本の精神科病院の原点とも言える東京の松沢病院にも飾られています。

次に現れる系譜は、患者を精神科病院から退院させて、地域で生活することを支えようという地域精神医療の価値観に基づく精神衛生活動です。いまでいう地域リハビリテーションに焦点があたっています。当初の対象は、精神病をもった人々にほぼ限られていました。

もう一つの系譜は、精神医療を受けている人々自身が求めることに焦点をあてた活動の歴史です。この領域では本人たちが主に自分たちの言葉で語っています。その原点となるできごとは、躁うつ病を患ったクリフォード・ビアーズの社会活動にはじまる精神衛生運動でしょう。一九〇八年に『わが魂にあうまで』という自叙伝を出版して、その中の精神医療の実態が世間の注目を集めました。当事者による活動は、その後、権利擁護運動のもとにセルフヘルプグループ活動として盛んとなり、現代にいたるまで大きな展開をはたしています。

次第に慢性疾患の考え方が広がってくると、精神疾患でも、うつ病や不登校などの非精神病に焦点があたってきます。こうした場合は、必ずしも医療だけではなく、相談やネットワークが求められ、予防対策も一般人の手が届く身近なものになります。こうした学校保健や産業保健などの系譜では、衛生よりも保健という言葉が好まれました。

最後に、災害や戦争などによって生まれた心的外傷後ストレス障害（PTSD）など、社会的危機にともなう心の病に対する活動の系譜も精神保健として加えられます。

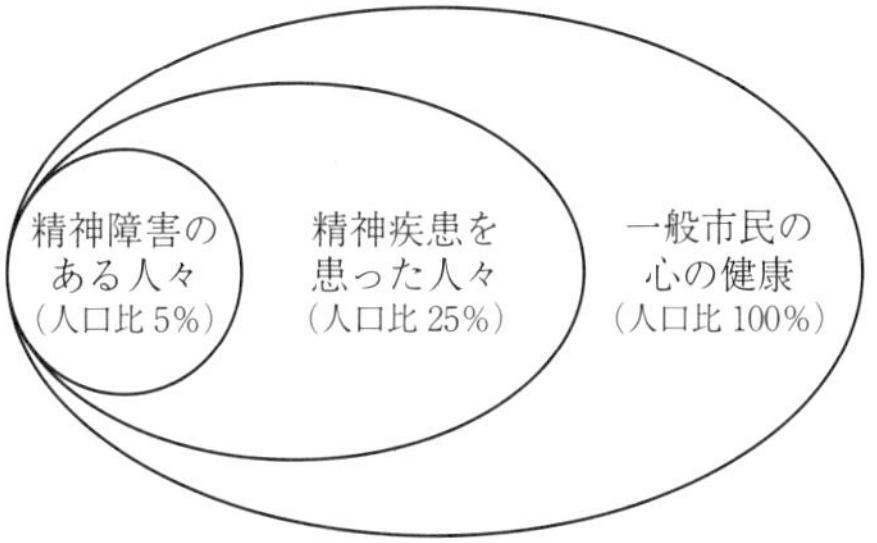

図1　精神保健の対象

精神保健の対象

では、精神保健（メンタルヘルス）の対象は誰なのでしょうか？　まず、第一の対象はすべての一般市民です（図1）。心をもたない人はいませんし、時と場合によって、大なり小なりのストレスや悩みを感じないという人もいません。この一般市民集団のなかから精神疾患を患う人が現れてくるのです。また、精神保健の活動は、病気にならないようにする予防だけを意味しているわけではなく、自分やまわりを生かして、積極的に人生を生きることを目指しています。

第二の対象は、精神疾患を患った人々です。軽度から重症の方まで含めて、市民の四人に一人は精神疾患をもつ可能性があると推定されています。いわば精神医療の対象者です。日本でも精神科患者数は年ごとに増加して、二〇〇八年には三二三万人(患者調査)を数えています。近年の増加は主にうつ病圏の人々によるものです。

第三の対象は、精神疾患の急性期を乗り越えて安定しているものの、後遺症として精神の障害を残している人々です。つまり、リハビリテーションや生活支援の対象者です。多く見積もると人口比で五%と推定されていますが、公的な福祉の対象者として認定されていることを示す精神保健福祉手帳を取得している人々は五六万人(二〇〇八年)、約〇・四%にすぎません。

さあ、精神保健や精神障害をめぐって、実態はどうなっているのでしょうか? 本来はどうあるべきなのでしょうか? 誰にとっても他人ごとでない心の健康とその対策について、これからもう一段くわしくのぞいてみましょう。

第2章

対策はどう変わってきたか

── 小さな精神病院の実践から ──

1　駆け出しの精神科医

実家の座敷牢

「あれ？　お前に言っていなかったっけ？」と母が言う。「そこはむかし座敷牢《ざしきろう》だったんだ」と続く。この会話は私が精神科医になってからのものです。

私の実家は一九〇五（明治三八）年に建てたので、かれこれ築一〇〇年を過ぎています。座敷は四間が田の字に並んでいて、開け放せば大広間になる造りです。居間があって、炉《ろ》が切ってあって、土間があって、その先に竈《かまど》のある台所が続きます。この竈の向かい側に二畳ばかりの部屋があります。上がりかまちがあり、窓の格子越しには庭が見えます。ふだんは調味料やら食材が置かれています。ここが座敷牢だったというのです。私はこの部屋に上がって、鰹節《かつおぶし》を削り、胡麻《ごま》をすり鉢でするというお手伝いをしたものです。

聞き語りの物語は次のようです。私の曽祖父は酒の小売をして財をなした人ですが、その妹が婚家先で、出産後におかしくなって帰されたのだそうです。この座敷牢はその若い女性が入れられていました。おかしくなった様子は、いまとなってはわかりません。幸いなのは座敷牢の位置です。竈がすぐ後ろですから、寒い冬の日でも案外暖かかったのだと思います。おさんどんをする主婦と会話をすることもできたでしょう。格子越しに庭の四季が眺められ、南向きですから日が射し込んでいたことでしょう。

一九〇〇（明治三三）年というのは、日本の精神保健の歴史を語るうえで象徴的な年です。この年に精神病者監護法が公布されました。精神疾患や精神障害者の処遇に関する法律では、日本の最初の一歩でした。

それまで精神を病んだ人々は、鬼神や動物が憑依したとされたり、乱心者と呼ばれたり、滝や温泉で治療したり、さまざまに処遇されていました。古くは七〇二年の大宝律令《たいほうりつりょう》に、すでに精神障害に対する定めの記述があり、犯罪があっても罪が減じられること、その重症度にあわせて租税が免除されることなどが記されていました。実際には、中国の隋や唐の形式的模倣でしかなく、広く実践がなされたとは思われません。

明治維新ののち、ロシア皇太子の来日に際して、浮浪者を一掃するために養育院を設けたことが精神病院のはじまりです。誕生の時から、精神病者を社会的に排除することが目的だったのでしょう。一八七五（明治八）年に、京都にはじめての公立病院である京都てん狂院が設置されます。一八七九年には、東京府養育院から東京府てん狂院が独立します。

相馬事件

その頃、いわゆる相馬《そうま》事件が起こりました。日本有数の大金持ちであった旧相馬藩（現・福島県の北沿岸部）藩主の相馬誠胤《ともたね》が婚姻のトラブルから発狂し、家族が自宅に監禁したのですが、旧臣錦織剛清《にしごりたけきよ》が不当な監禁であることを裁判所に訴えたことから事件に発展します。東京府てん狂院に入院した藩主を錦織が忍び込んで奪取に成功するとか、藩主はのちに病死するのですが、それは毒殺であるとして錦織が遺体を発掘するとか、当時内務省衛生局長であった後藤新《しん》平《ぺい》や、『巌窟王《がんくつおう》』などの翻訳で知られる小説家黒岩涙香《くろいわるいこう》などをまきこみ、センセーショナルな様相を帯びたのです。結末は、錦織の側が誣告《ぶこく》罪で五年の禁錮となって終わりました。こうした経過のなかで、法的手続きが整っていない私宅監置の問題が顕在化したのです。

呉秀三の調査

精神病者監護法は、それまで無法状態であった監置について、処遇規定を統一し、監置の手続きを規定したことになります。監置に際しては医師の診断書を添えて申請するとしていましたが、それ以上の治療はほとんどないにも等しいものでした。定期的に警察官の視察臨検を受けることが定められています。治療ではなく収容が目的の法律であったと言えるでしょう。

当初は「瘋癲《ふうてん》人の看護」と呼ぶなど、医療の対象とする考え方もあったようです。国会で、

「身体を保護し、併せて社会に及ぼす害を防ぐ」など、さまざまな議論がなされたことが記録されています。でも結局は、直前の一八九八年に施行された民法に準じて、家父長を「監護」義務者とする体系に定まりました。社会的隔離を家族の責任とする独特の法律が誕生したわけです。

日本の精神医学や精神保健の基礎を作った東京帝国大学教授呉秀三《くれしゅうぞう》は、教室員の樫田《かただ》五郎らとともに、一府一四県にわたって、全国の私宅監置や民間療法の実態を調査しました。一九一八年には「精神病者私宅監置ノ実況及ビ其統計的観察」を著し、現行制度を批判して、適切な施設の整備、国民に対する啓発、監置者への教育などを提案しました。取扱いの程度で五分類をしてみると、「動物小屋と変わらない」例もあり、「すこぶる悲惨」であると嘆いています。この報告を受けて一九一九年には精神病院法が公布されます。

しかし実態は、戦争準備が優先されて、公立精神病院が設立されたのは長崎県や愛知県などわずかな地域にとどまり、私宅監置と精神病院という二つの制度が並立したまま戦後を迎えます。一九五〇年に精神衛生法が制定されて、ようやく近代医学的な精神病者処遇の体制が規定されることになりました。

身近な精神病者

私の実家が建てられたときは、精神病者監護法が成立したばかりだったのです。その頃、大金持ちは自宅に医師や看護師を招いて治療をすることができました。公的病院に入ろうとしても、実際は非常に限られた家族が利用できたにすぎません。小金持ちは私宅監置を採用せざるを得ません。当時私宅監置した家族は、私の村だけでも何軒も数えることができます。そうした部屋を作れないほど貧困な一家の場合は、精神病者であっても放置されて自由に暮らしていましたから、当人にとって何が幸いするかわかりません。

私の曽祖父の妹の私宅監置状況は、比較的めぐまれていたようです。しかし、そのことを直系の子孫である私にも伝え忘れていたというのは、父母にもどこか隠しておきたい気持ちがあったのでしょう。精神科研修の課程で家族療法を学ぶ際に、自分の家系を探る演習があります。家系を何代にもわたって調査し、ジェノグラム(家族構成図)として描くのです。こうした記載の仕方は、万国共通のルールが定まっています。この作業を続けていくと、私自身の家系に、あらゆる精神疾患が出現していることがわかり、唖然《あぜん》としました。それ以上に、こちらが調べるまでは、父母があえて教えてくれていなかったことにも驚きます。「精神障害者の家系」か否かなどと問うても、おそらくあらゆる家系に精神疾患は発生しているでしょうから、それが伝えられているか否かを答えているにすぎません。

私の子ども時代にも、いまから思えば統合失調症の人が、大声で独り言を叫びながら、村内の宅配便のような仕事をしていました。ときどき調子が悪くなるのですが、周囲がうまく避けていました。悪がき集団は石を投げていじめたこともありましたが、自由におしゃべりをし、遊び相手でもありました。同級生にはてんかんの子がいて、けっこう頻繁に発作で倒れます。でもみんな経過を知っていますから、発作がおさまってから何事もないように遊びを続けました。勉強ができる子が一番の尊敬を集めたわけではありません。少々知的障害があったのでしょうが、魚とりや木の実を探す名人は羨望《せんぼう》の目で眺められ、ふだんは不良のがき大将も運動会ではスターになりました。価値観が複数の軸で規定されていましたから、誰にも光が当たる瞬間があったのだと懐かしく思い出します。

変わった研修

人間に興味があって入った医学部ですが、内科や外科はほとんど臓器ばかりを相手にするので、卒業時に断然私は精神科を選択しました。一年間はしっかり内科や外科の研修をしました。身体という機械を縦横に検査して、答えのある理論的な診断のもとで勉強しているうちに、命を自分がコントロールしているように感じてしまいました。病院という場にいると、患者の痛みとか人生などはほとんど関心を引きません。有能な自分の技術を練磨することに懸命でした。

その技術的能力が高い者ほど医師として優秀だと信じて疑いもしませんでした。

精神科の研修医になったとたんに、勝手がまったく違うのです。私が勤務した精神病院の初期研修は変わっていた、というより本当に必要な研修を工夫していました。最初は閉鎖病棟の患者として病室に入院しました。先輩の患者さんがいろいろ教えてくれます。薬を舌の下に隠して飲んだふりをする技術、幻聴は消えたと言えば退院できること、どの看護者がいじわるか、などです。いまの表現で言えばピアカウンセリングでした。

次に掃除のおばさんたちの集団に入れられます。窓や扉の構造や、建物の壊れた部分に目がいきます。患者さんは看護師に相談できないことを掃除のスタッフに相談します。家族の話、小遣いのことなどです。看護師に直接相談するのは、そう気軽なことではなさそうです。アルコール症病棟の窓の下には酒瓶が捨てられていました。

多彩なスタッフ

そのあとにメディカルスタッフのそれぞれのグループで研修を受けます。この精神病院では一九七〇年代にもかかわらず、二〇〇床に対してソーシャルワーカー四名、臨床心理士三名、作業療法士三名、病院保健師、図書室司書兼診療録管理士までもそろえていました。

ソーシャルワーカーからは、障害年金や精神保健福祉手帳申請時の診断書や手続き、家族面接や家族会支援、入院形態（措置入院、医療保護入院、任意入院など）、各種の経済的な支援制度などについて学びました。診断書の書き方の要点など、医師の世界では教えてくれません。

臨床心理士からは、心理テストを被験者として体験しながら解説を受け、集団療法、家族療法、箱庭療法、内観療法などのさわりを紹介されました。精神科医は心理的な知識と技術に優れているという思い込みがあるとすれば誤りです。大学教育では各科のエッセンスだけしか教えられませんし、もしも大学病院で精神科初期研修を受けようとすると、ソーシャルワーカーも臨床心理士も雇われていないことが多いので、その業務を知ることができません。

作業療法士は、多くの職種のなかではバランスがとれた教育を受けてきますから、彼らの養成校時代のノートは貴重でした。医学部では、生理学、生化学、病理学といった生物学的な視点ばかりが教えられるのです。作業分析とか作業の処方とか言われると新鮮でした。

そしてようやく病棟に配置されました。ここで医療全般を教えてくれるのは、看護者集団です。医師どうしの研修でも、オーベン（上級医）―ネーベン（下級医）という指導体制が形成されますが、そこで教えられるのは医学的知識や医師としての心構えが主で、実務的な医療活動はみんな看護者から学びます。閉鎖病棟の鍵の使い方、医療器具の扱い方、カルテの書き方、指示の出し方、ミーティングのルールから、ときには簡単な薬の処方まで教わりました。

私はメディカルスタッフに、それぞれの領域に関する専門的な事柄を教えられているので、彼らに頭が上がりません。医師にはできない事柄が、いっぱいあることを実感しています。多職種協働のチームワークと言っても、相互に仕事の内容がわかっていて、相手の能力にはかなわないという感じがない限り、対等な関係が結べません。

慢性病棟にて

その頃の精神病院には、実にいろいろな人が入院していました。治療の場というよりも、とりあえず社会から引き離すことが目的であったり、様子を観察して診断をつけるためであったり、本人や家族の休息がねらいだったりします。もちろん、精神症状がはなばなしく出現した状態に、薬物による鎮静をはかって急性期の困難を乗り切り、退院にもちこむといった事例も一方では存在しています。

多くの場合に、前者は「慢性病棟」、後者は「急性病棟」に機能がわけられています。本当は、「慢性期病棟」と「急性期病棟」と言うべきなのでしょうが、いつの間にか、まるで病棟自体が慢性のようになってしまって、慢性病棟と表現するほうがぴったりくるのです。

普通の研修医は急性期病棟から研修がはじまりますが、私の場合は、直前に先輩が研修を開始して急性期病棟に入ったため、慢性期病棟から精神科医の一歩がはじまりました。はじめて出会うものに愛着を感じるという「刷り込み」かもしれませんが、こうしたはなばなしい精神症状はおさまっても、退院できない「おかしな」人々に、私は限りなく愛しさを感じるのです。

　梅毒の胎内感染のために知的障害をもった男性、自分は神様だという妄想がとれない初老の女性、唾《つば》が呑み込めないのをタオルで防ぎながら不潔恐怖を訴える青年、標準語を話すあいだはそっけないほど落ち着いているのに、方言を使い始めるとともに荒れる年増《としま》の美人、退院するたびに家族とけんかになって舞い戻ってくる初老のやさ男……。「多士済々」です。

ロボトミー

　向精神薬をどのように使っても、「症状」がおさまるわけではありません。いまになってみればわかるのですが、脳の神経伝達機構の機能障害による精神症状ばかりでなく、多様な因子がそうさせていたのです。脳が不可逆的な変化をしてしまった人もいたでしょう。家族間の位置や関係に課題が残る場合もあり、はたせない自分の望みと葛藤をくりかえし再現していることもあったと思います。

　ひねもすあぐらを続けてきたので、座っている畳があぐらの形に腐ってしまった男性Ｃさんがいました。ごま塩頭でギョロリとにらまれると、けっこう不気味です。向精神薬を各種試し、外出に誘い、作業療法を導入するなど、さまざまに働きかけました。フォークダンスのときの笑顔はなかなかのものでした。しかし結局、それ以上何も変わりません。数年後に、脳を直接に描きだすCT(コンピュータ断層撮影)が利用できるようになって、その写真を見たとたんに、理由がはっきりしました。ロボトミー(前頭葉切裁術)の跡がしっかり残っていたのです。確かに穏やかだけれど、能動性も出てこないわけです。

ロボトミーは、向精神薬が一九五三年に開発される以前に工夫された手術で、それを完成させたリスボン大学の神経科医エガス・モニスは、一九四九年にノーベル生理学・医学賞を受賞しました。一時は日本でもこの手術の是非をめぐって激しい論争がおきましたが、日本精神神経学会では、一九七五年に「精神外科を否定する決議」を正式に可決しています。アメリカ合衆国の患者の家族会は、いまでもノーベル賞取り消しを求める運動を続けています。モニス自身は、患者に脊髄を銃で撃たれて障害者となった末に亡くなりました。

自分が心身症を発症

研修医となった私は、こうした実に多様な方々を、何とか「治す」、そして家に「帰す」ために、いろいろ工夫しました。看護者集団からは治療方針の提案をせまられますし、そのまま退院させようとしても家族からは拒否されます。大学を卒業して何年もたたない研修医では、ほとんどお手上げ状態です。焦燥感と無力感がないまぜになって苦しみました。いったい患者のどこを、どのように治せばいいのだろうか、それがわかったところで、いったいどうやって？

精神科研修をはじめた年の秋でした。いつの間にか、脈が飛び跳ねて、吐き気まで感じるようになっていました。別に激しい運動をしたからではないのです。心電図をとってみると、心室性期外収縮の波が出ています。それからどうもがいたのか定かに覚えていませんが、服薬もしないままに心臓の状態は一カ月ほどで改善し、その後ずっと出現していません。おそらく心身症だったのではないかとふりかえりました。病院が出している機関誌に、「精神科医のつらさ」を整理して執筆したあたりから回復したようにも感じます。

心身症とは、身体にしっかり変化が現れる病気のうち、心理的なストレスに大いに影響されるものを指します。典型的には、ある種の子どもの気管支喘息《ぜんそく》のように、両親が喧嘩をすると喘息発作が生じ、両親が仲直りをするとともに症状が回復するような病気です。

私自身は自分のことを、心が悩む神経症タイプだと思っていたのですが、どうやら自分で悩んでいることを自覚しにくく、無意識に身体が悩んでしまう心身症タイプのようです。

思えば、小学校低学年のころ曽祖母が亡くなり、遠方から駆けつけて対面したときが、死というものとの出会いでした。翌日に私の全身には蕁麻《じんま》疹《しん》が出て、腕よりも太いリンゲル液を注射されたことを覚えています。前夜に食べた魚の煮つけにあたったと説明されたのですが、その後の半生で魚に対するアレルギー反応が出たことなど一切ありません。

心と身体は密接に関連していて、心でこなしきれない問題は、身体が反応して注意サインを出してくれると私には思えます。身体が疲れると、心の反応は消極的で否定的になったりします。逆に心の問題に対して、呼吸法やヨガなど、身体に働きかけることで変化をはかることも可能です。これは読者の皆さんもけっこう実感できるものでしょう。

私の救いは、そんな体験を理屈づける際に、若い研修医仲間が議論をする医局があったことです。毎晩一二時近くまで、勉強会やら事例検討、議論や読書を重ねていました。

2 精神病院を改革する

「いたこ」や「ごみそ」

私が精神科研修をした津軽にあるこの病院は、中堅から若手の精神科医が集まって、古い精神病院を改革し、理想の精神医療を実践しようと意気に燃えた、ちょうどその時期にありました。改築前の古い木造の精神病院は、特有の臭いがこもり、床だけがギシギシ鳴る、不気味なほど静かな空間でした。何百人もの人がいるはずなのに、衣《きぬ》ずれの音もおしゃべりの声も聞こえないのです。

私が医学部に入学した年は学生運動のピークで、突然に東大入試が中止になった一九六九年の春でした。その翌年の冬に、津軽の小さな村で起きた出来事が報道されました。学校に行けなくなった一七歳の青年は、カミサマからムジナが憑《つ》いたと託宣を受けました。そのことを聞いた母は、憑いたムジナを追い出すために殴打して、青年はついに死んでしまったのです。まだそんなことが起こっていました。

全国によく知られている「いたこ」は、亡くなった人を呼び出してくれます。一番のお得意様は、貧乏のために間引きをしてしまった水子たちの供養を重ねる女性たちです。一方、村々には「ごみそ」というカミサマの口伝者《くでんしゃ》が必ずいて、困りごとや迷いの際に活躍します。こうしたカミサマ信仰をとりしきる赤倉山《あかくらさん》神社には、わが精神病院も毎年お神酒《みき》をもってあいさつに参るのです。すると、迷える人へのお祈りのなかで、当病院が所在する方角の医者に行くようにとのご託宣が出るのです。

あるときには文化精神医学の立場で、こうした身近なカミサマたちを一軒一軒まわって、面接調査をしたことがあります。すると、てんかんがあったり、解離性障害が疑われたり、おそらく安定した統合失調症であろうかといった方々に出会いました。ちなみに、「いたこ」は視力障害の方々を対象に、私設の養成施設でトランス状態になる訓練を受けた後に、ゆるしを得て認可される定めがあり、「ごみそ」は祈禱《きとう》によって神がかりになる体験を契機に、自主的に開業するのだそうです。

かつてはこのように、障害や精神疾患をもった人々も社会のなかで生きられるように、長年積み重ねられてきた仕組みがありました。経済成長が日本中をめぐって津軽にとどく頃には、こうした世の仕組みもひとつまたひとつと消えていきます。といって現代の精神保健の仕組みが代わりに準備されているわけでもありません。こうした移行期を私は生きたのだと思います。

病院改革

理想の精神医療において、まず必要なのは人材です。医師からメディカルスタッフまで、ずいぶん意気軒昂な人が集まったと思います。

次は建物です。新病院建設計画が動き出し、新しい土地にすべてを建て直しました。欧米の最新状況を見学して工夫した構造です。津軽の長い冬を想定した広いデイルーム、ほとんどが一階建て、まわりはリンゴ畑、岩木《いわき》川もすぐそばです。ここに閉鎖の急性期病棟ひとつと、開放病棟を三つ設け、そのうちのひとつは北日本で最初のアルコール症専門病棟でした。この精神病院の親病院となる総合病院にも精神科病棟を設けて、神経症やうつ病を対象としました。

三つ目に必要なのは、活動の目標と、それを実践する仕組みでしょう。津軽一円の人々の健康を守るという方針で活動していましたから、病院にこもる考え方はありません。医師も含めて、地域住民の夜の集まりに顔を出し、往診や訪問を日常的に行っていました。当時は県の精神衛生センターも設置されておらず、予防活動から就労支援まで、すべてを精神病院が手がけていました。

この医療生協法人の創設者で、東北最初の共産党代議士であり、小説家であり、精神科医であった津川武一《たけいち》の俳句が石碑として玄関前に残されています。

往診は　芋の花咲く　野をすぎて

平均在院日数

平均在院日数という指標があります。入院した患者が退院するまでの平均の日数のことですが、精神病院の場合は在院が何年にもわたるので、毎年の数字が出せません。そこで旧厚生省は、「ある期間の在院患者延べ人数を、その期間の新入院患者数と退院患者数を足して二で割った数字で除した数」で病院報告をさせました。この数字の意味をすぐに理解することは難しいのですが、厚生労働省の用語解説によると「在院している者がすべて入れ替わるまでの期間」だそうです。要は、何十年も入院している方が何人いても、短期の入退院者が増えれば平均在院日数が短くなるというマジックです。長期入院者の在院日数分がどこかに消えてしまうのです。長期入院の実態を明らかにするには、在院期間別に在院者がどのくらいいるのかを示す数字が必要でしょう。

一九八〇年頃の数字は、一般病院の平均在院日数が三五日くらいなのに比べて、精神病院の平均は四三〇日くらいで、私立の精神病院では五七〇日もの数字を示していました。いったん入院すると、何年も退院できないのがごく普通だったのです。

収容政策

なぜこのような事態になってしまったのでしょう？　医学的な必要性で定まっているのではなく、きわめて社会的な問題であることは、地域間格差が存在することからもわかります。入院期間は西の地域で長く、東で短い傾向がいまでもあります。どの地域で精神科治療を受けるかによって運命が異なるのです。

歴史をさかのぼると、一九五三年の厚生省事務次官通知にはじまります。精神科の職員数は一般診療科に比べて、医師は三分の一、看護師は三分の二を基準としてよいという特例基準を認めました。さらに同年の医務局長通知は、場合によってはその基準さえも満たなくてよいというのです。また、強制的に入院させる措置入院費用の国庫負担が五割から八割に引き上げられ、精神病院を建設する場合には医療金融公庫から長期低利融資を受けられることとなりました。何が何でも精神科病床を増やそうとする、きわめて強力な誘導政策でした。

当時の先進諸国は、アメリカ合衆国大統領による一九六三年のケネディ教書に象徴されるように、精神病院を縮小する脱施設化政策に移行していたのです。巨大な精神病院は一万～二万人を収容する村のような存在でした。一九五〇年代にはじまる公民権獲得運動の圧力と、莫大な入院医療費の問題から地域精神医療への方向が選択されたのです。

アラバマ州での「ジョンソン判決」も実際上の後押しをします。不当な入院に対して元患者が州を訴えていた複数の裁判をとおして、ジョンソン判事は一九七〇年に、「治療なき拘禁」は違法であるとの判断を示し、三五項目の改善案を提示しました。精神病院がそうした改善をするには莫大な費用がかかるため、雪崩をうったように退院が促進されたのです。

その結果、巨大精神病院の入院患者は二〇年間に三分の一に減ったかわりに、重い精神障害者も地域に放り出されることになり混乱を呈します。カーター大統領の時代の一九七七年に、「精神衛生調査委員会」が設立され、地域ケア体制が検討されます。このときに補助金を得て、ケースマネジメントなどの技術が誕生するわけです。

日本は世界の潮流に逆行します。心配したＷＨＯは一九六八年に、イギリスの精神医療改革で実績をあげたデイビッド・クラーク博士の調査団を送り込み、全国の主要な精神病院を調査したうえで、「クラーク勧告」として日本政府に提出しています。ここでは、「過剰収容による利益追求が大きな人権侵害につながるおそれがある」と指摘し、七項目の改善案を提示しました。残念ながらこの勧告は政府にまったく無視されます。その後数回の再訪時も状況は変わらないばかりか、さらに収容政策が増強していることをクラーク博士は嘆いていました。

日本の精神保健の歴史のなかで、タイムマシンで過去に戻って修正できるならば、運命を分ける大きな転換点になるはずの事柄だったとつくづく感じます。私は二〇〇五年にケンブリッジのクラーク博士のお宅にお邪魔することができました。バックヤードが自慢の小さなお家でした。最後まで日本のことを心配しながら、二〇一〇年にお亡くなりになりました。

退院支援

理想の精神医療の実現に燃える私たちは、病気が安定して入院の必要性がないのであれば退院させるべきだとの強い意志で、外来活動を強化する作戦に出ました。往診や訪問もそれまで以上に手厚く行う体制で、長期入院者の退院支援を進めました。多職種がチームを作って一例ずつ仕上げていきました。その結果、一九七〇年の当病院の平均在院日数は四七一日でしたが、一九八〇年には一三六日になったのです。実に多くの方々が退院したことを示しています。

何年も接触していない家族と連絡をとると、「もう縁を切ったので」と会うことさえ断られます。入院前の大騒動による痛みも消えていないようで、この長い時間をとりもどそうとはかっても絶望的になります。すると当然に、一人で暮らせる住居確保が課題となります。まだ若い人であれば、就労機会が必要になります。当時は福祉の制度も何もないので、アパートの交渉や工場の求人を自分たちで開拓していました。まったくの法外施設ですが、大家さんを味方につけて、精神障害者だけが住むアパートを準備し、共同アパートと呼んでいました。就労については、共同作業所運動が関東でぼちぼちはじまった頃です。

長く入院を続けてきた女性のDさんは、退院に強い抵抗を示しました。入院後に離婚していますから、婚家先にも実家にも戻る場所がありません。もう六〇歳をすぎて、一〇年単位で離れてしまった地域生活など、とてもできそうもありません。それを、あの手この手で説得して共同アパートへの退院にもちこみました。私は心の底からそれが正しいと思っていたのです。

Dさんは、試験外泊を続けた後に退院となりましたが、翌朝未明、灯油を身にかぶって焼身自殺を遂げました。残った人に迷惑をかけないために、庭を掃いて空間を用意していました。律儀な人です。私はそのときつくづく思いました。退院をさせるだけではだめなのです。本人を強くしなければ、地域社会を変えなければ、彼らを幸せにできない、と。

本人を強くする路線はリハビリテーション活動につながり、地域社会を改善するのは地域保健の領域になります。私はその後の半生で、リハビリテーションと地域保健にとりくむことになりました。もちろんいまでは、本人を強くするとはおこがましく、本人が強くなるのを手伝うわけですし、地域を変えるのではなくて、変わる条件をつくるだけなのだということも心得ています。Dさんが弱い人だとか、地域が悪いとか、とても思えません。

3　法律がなくても——地域支援活動の挑戦者たち

保健師の力

精神障害者の地域生活を支えようとした最初の活動は、保健婦集団がにないました(二〇〇三年からは保健師に改称)。戦時下の保健は結核対策であり、一九三七年に保健所法、一九四一年に保健婦規則が定められました。戦後は一九四八年に保健婦助産婦看護婦法によって規定されましたが、実務的に精神障害者の支援に保健婦がとりくむのはずっと遅れます。

先がけは宮城県でした。一九五九年に精神衛生協会が、県下の全保健所に精神衛生を主とする相談員を配置しました。栃木県の精神衛生相談所は、一九六一年に保健所を第一線の精神衛生業務担当と位置づけました。高知県では駐在保健婦制を採用して、県の保健婦を市町村に派遣しました。群馬県では、一九六三年に第二回全国精神障害者実態調査が行われた際に、精神科医と保健婦が一緒に働き、それを契機に、合同の勉強会をはじめました。

一九六四年、駐日アメリカ大使ライシャワーが精神障害者に刺される事件が起こり、翌年の一九六五年に精神衛生法が改正されます。準備中の改正作業に拍車がかかった形でした。改正のポイントとして、文面上は地域生活支援が中心とされ、保健所が地域精神衛生の第一線機関と位置づけられ、精神衛生相談員の保健所配置、都道府県に精神衛生センターの設置、外来医療費公費負担制度の新設などが定まりました。まるで「地域精神衛生元年」と表現してもよい内容でした。しかし実際は、法律の趣旨に相反して、この時期以降に民間の精神病院設立と長期入院政策が増強していくわけです。

保健所が地域精神衛生の第一線機関と位置づけられて、保健婦が精神障害者宅を訪問することは確かに増えましたが、全国的にはずいぶん温度差があったようです。のちの一九七五年に精神障害者社会復帰相談指導事業(保健所デイケア事業)を定めてから、実施保健所が少しずつ増え、それにしたがって保健婦が精神障害者になじむようになって、家庭訪問も増えていきました。

群馬の「生活臨床」

保健婦が家庭訪問する際に全国のモデルとなったのが群馬県の活動でした。特に群馬大学助教授の江熊要一《えぐまよういち》が定期的に訪れて指導してきた境町《さかいまち》(現・伊勢崎市)には、全国から関係者が見学に訪れました。ここでは、予後改善計画からあみだされた「生活臨床」と呼ばれる心理社会的経験則によって、本人と家族の生活や人生を支える活動が行われました。家庭訪問を重視し、生活の中で病気を見て、自主的なカンファレンスと創意工夫を大切にします。しかし、疾病という医学モデルであることからは離れておらず、当時は再発防止や医療への連結が中心課題になりがちでした。地域ケアが中心になろうとしている現在、この技術はあらためて注目に値します。

一九七〇年代の日本では、精神障害のことは保健所の保健婦に相談するという感覚はだいぶ一般化されていたように思われます。同時に、一九七〇年代は、大学精神科医局における研修制度批判に端を発した紛争の時代に突入してしまいました。専門家ばかりか当事者も巻き込まれ、批判と破壊の悪循環に陥ります。この間日本では、実務経験を反映した法制度改善のサイクルがほとんど動かなかったことになります。

共同作業所運動

一九八〇年代に精神障害者を支えた社会資源は、共同作業所でした。地域にそういうものが何もない現状に対し、何とか人が集まって仕事をしようと生まれた法外施設です。小規模作業所とか福祉作業所と呼ばれることもありました。多くの形態は、普通の家屋に二〇人にも満たない人々が集まって日中を過ごすのです。

第一号の作業所は、名古屋市の企業が倒産した際に、そこに勤めていた知的障害者の就労を継続するため、一九六九年に立ち上げられた「ゆたか作業所」です。精神障害者を対象とした最初のものは、一九八三年に東京都小平市《こだいら》ではじまった「あさやけ第二作業所」でした。

作業と言っても、簡単な内職仕事ですから、ひと月働いても数千円の収入しかないことがほとんどです。それでも日中に集まるところがあって、仲間がいて、相談できる職員がいることの価値は大きなものでした。精神衛生活動というと、家族会を結成して、その活動目標を共同作業所設立におくことを意味したという時期がしばらくありました。生活の場に近く、柔軟な運営ができることも魅力でした。重複障害者でも、障害者として認定されない人でも、利用が可能でした。

一九七七年には共同作業所全国連絡会(現・きょうされん)が設立され、情報提供の機能や政府交渉の窓口をにないました。作業所の数は二〇〇四年にピークを記録し、全国で約六〇〇〇カ所を数えました。

二〇〇一年からは小規模通所授産施設が認められたので、法人格を得て法内施設に移行する道が開かれました。それでもようやく年間の運営費一一〇〇万円を得るにすぎません。それまでの補助金といえば一律年間一一〇万円で、これに都道府県ごとの補助金を加えることができるのですが、東京都で一七〇〇万円、滋賀、京都、大阪などは一二〇〇〜一四〇〇万円程度、ほとんどの県は数百万円にすぎず、一年分の家賃か一人の専従職員を雇うだけで精いっぱいというところでした。

しかし、こうした草の根の活動は、地域における関係者のネットワークを掘り起こす機会になりました。現在まで続く支援活動の流れは、この共同作業所運動に源流を見る場合が多くあるのです。

黎明期の地域生活支援活動

日本ではまだ精神障害者という存在が法的に認められない時代に、法律も予算もないままに、精神障害者の地域生活を支えようという活動がありました。

世界心理社会的リハビリテーション学会(WAPR)はWHOと合同で、一九九九年に世界中のベストプラクティス(優れた実践)を選定しました。認定調査に数年を費やし、日本では五カ所が選ばれました。北海道十勝《とかち》の「帯広《おびひろ》ケア・センター」、埼玉県の「やどかりの里」、東京都の「JHC板橋」、群馬県の境町、和歌山県の「麦の郷」です。すべて、一九八七年の精神保健法改正の前から苦労を重ねてきた団体です。ここでは「やどかりの里」に代表して登場してもらいます。

やどかりの里

いまでは副都心として近代的なビルも立ち並ぶ大宮駅ですが、都心に出入りする列車が行きから広大な操車場のあった町で、都心で夢を追ったものの、疲れた心身でたどりつく終着駅や乗換駅でもありました。

一九六九年、大宮市郊外にある精神病院に、社会福祉学の修士号をもつ谷中輝雄《やなかてるお》がソーシャルワーカーとして入職しました。社会復帰活動を進めたいという病院側の申し出にのったかっこうです。

そこで一人の女性患者に、「退院したい」と相談されます。彼女はこれまでに複数回にわたって、男性と恋仲になっては再発入院をくりかえしてきたので、母親は退院を絶対に許してくれません。母親に信用してもらえるだけの実績を作る必要がありました。そこで、協力工場での外勤作業、工場の二階に設立した中間宿舎での生活支援、外来通院者の集団活動であるデイケア運営、退院者のためのソーシャルクラブ発足へと展開したのです。

ところが、宿舎について「病院は事故責任を負えないのでかかわれない」と言われ、やむなく谷中個人として宿舎の運営をはじめます。次に病院側の都合でデイケアが閉じられたので、通所のグループ活動を追加します。さらに工場の都合で建物が使えなくなりました。それならばと谷中も病院を退職し、ごく普通の民家を借りて、一九七一年に「やどかりの里」ははじまったのです。船出のはじめから運営資金獲得のための奔走の日々でした。理想は高く、社会復帰総合施設をめざし、ホステル部門、デイケア部門、ソーシャルクラブ部門、作業部門を設け、

「あたりまえの生活」をテーマにしました。

地域とのつきあい

地域社会からは反対の声があがり、「精神病院を出た人を近所に住まわせるわけにはいかない」と、家主からも立ち退きを要求されます。このときは民生委員などが味方になっておさまりましたが、このことから谷中は地域を大切にするようになります。地区自治会に参加し、近隣の人たちとあたりまえにつきあうことになりました。また、財政的に存続の危機が続き、当事者自身も「支える会」の会員となって、主体的に活動することが決断されました。やどかりの里と言えば、寄付の呼びかけやバザーが定番でした。給与の多くは遅配だというのに、ずいぶん多くのソーシャルワーカーたちが出入りしました。

一九八八年、前年の精神保健法の改正にともなって、ようやく社会福祉法人として「精神障害者社会復帰施設」の看板を掲げて、公的な補助金を得ることができました。まず通所授産施設と援護寮を建設します。ここでは、二四時間の電話相談、デイサービス、食事サービス、入浴サービスなどを提供しました。さらに地域に複数の共同作業所やグループホームを開設します。利用者自身が地域に貢献できる存在になろうと、喫茶店を開設、高齢者や障害者への食事サービスを手がけ、やどかり情報館は印刷出版の仕事をする福祉工場とします。人づくりセミナーを重ね、職員が支え手の中心となっていた活動から、いまや当事者とともに創りあう活動へと転換したのです。

こうした苦難の歴史のなかで、実に多くの人材を輩出してきました。専門職もそうですが、利用当事者や家族、そして協力者にもユニークな存在が光ります。やどかり出版のブックレットにはそうした人々の半生がつづられています。

公設リハビリテーションセンター

歴史のなかで、いわゆる「中間施設」の論争が何度か起こりました。急性期の医療が必要なくなっても、実際にうまく生活できない者に対して、病院ほどでないが、ある程度の保護機能のある居住施設が必要であるか否かという問題です。いまでは、「疾病を併存する障害」という特徴のある精神障害の場合には、医療も福祉も同時に必要であることが前提なのですが、当時は二者択一のどちらにすべきか、避けて通れない論点でした。特に医療者は常に医療の傘下に患者を置きたがりました。

こうした動きのなかで、当時の川崎市精神衛生相談センター所長の岡上和雄は学会（日本精神神経学会）との話しあいを続け、一九七一年に川崎市リハビリテーション医療センター開設にこぎつけました。ここには、療育棟として入院病棟とデイケアが設けられ、続いて社会復帰棟に居住型訓練（援護寮）と就労訓練の場が設けられました。居住におけるトレーニングや支援、就労するための準備から就労後のアフターケアまで、現在に続く日本のリハビリテーション技術は、このセンターからはじまったと言えるでしょう。

一九七二年には東京都世田谷リハビリテーションセンター（蜂矢英彦所長）、その後は、一九七六年に岡山県立内尾センター（山本昌和所長）、一九八四年に北海道音更《おとふけ》リハビリテーションセンター（伊藤哲寛所長）が続いたところで、地方自治体の条例に基づく事業は滞ってしまいました。やはり国の法律で規定されない限り限界がありそうです。

また、医療か福祉かという二分法のジレンマは、本来政策的な枠組みの問題にすぎないのですが、「疾病を併存する障害」である精神障害の場合は、医療からも福祉からも、両方からサービスを提供しない理由にされてしまいます。このハンディは現在も続くのです。

世代による視点の違い

公設施設をはじめた時代に活躍した方々が、精神障害者に対するリハビリテーションを支えた第二世代と言えます。第一世代は、患者とともにモッコを担いで松沢病院の将軍池を作った加藤普佐次郎《ふさじろう》、作業療法を論じた石川貞吉《ていきち》や菅修《かんおさむ》などの精神科医たちです。一九三三年には斉藤玉男が、病前保護、院内療護、院外療護という一貫した療護体系を提唱して「レハビリテーション」という概念を紹介しています。

第二世代は、日本で法的に精神障害が認められなかった時代に、科学的なリハビリテーションを紹介して実際に試行した方々、必要にせまられ苦労しながら実践を開始した方々です。先どりして言えば、第三世代は、一九八七年の精神保健法改正によって、精神障害と社会復帰政策が法的に認められて以降の実践者たちと言えます。私自身はこの第三世代に属します。

私は、津軽での武者修行から一九八三年に転じ、東京の総合病院精神科に勤務しました。本務では、ごく普通の病棟で精神病の急性期を治療しようという当時では画期的な試みに挑戦し、夜は精神分析療法のトレーニングに明け暮れました。そしてようやく「精神障害者の社会復帰」が日本でも法的に位置づけられ、むかし、精神病院を退院したその夜に焼身自殺したＤさんが抱いたであろう不安に、何か応えられそうな試みがはじまります。埼玉県での一大プロジェクトへの参加ですが、くわしくは第４章でふれます。

その前に次章では、精神医療一般の最新情報を押さえておきましょう。

第3章

もしも精神疾患を発症したら

── 相談窓口と治療法 ──

1　心のサインをとらえる

昇進した商社マンの憂うつ

Eさんは長く商社マンとして勤め、今春めでたく課長になりました。同期入社の連中よりも早く、まだ三五歳です。給与が上がる喜びよりも、自分の有能さを認めてもらえたことをうれしく感じました。

ところが、初夏ともなるのにEさんは憂うつです。書類が山のようにまわってきて、その是非を判断することが難しいのです。以前であれば、すぐに現地に飛んで自分の目で確かめることができたのですが、管理職ともなるとそうはいきません。もともと自分には能力がなくて、背伸びしてきただけではないかと感じることもしばしばです。昇進を打診されたときに断れば良かったのではないかとか、さまざまに悔やむばかりです。しかし、ここが踏んばりどころと、残業を重ねて仕事をこなしています。

この頃はうまく眠れなくなってしまいました。眠りが浅く、夜中も目が覚めてしまうのです。寝る前に飲むウィスキーの量も増えていくばかりです。朝の具合の悪さはひどいものでしたが、それでも時間とともに軽快するので何とか会社には出勤していました。もともとアトピー性皮膚炎でしたが、最近は顔面に発赤《ほっせき》が出て痒《かゆ》いのです。それを掻《か》いているうちにますます赤くなります。そのこともあって、今では人前に出ることも避けがちです。

身体症状

ひとくちに精神症状といっても、心のサインは三つの領域にあらわれます。つまり、身体症状、行動上の変化、そして主観的な体験です。

ひとつめは身体症状です。仏教で心身一如と称したりしますが、心と身体は不即不離で、互いに強く影響しあいます。精神疾患の場合には不眠がほぼ必発です。食欲や性欲にも敏感に影響します。身体各所の疼痛《とうつう》、持病の悪化などのあらわれ方もあるでしょう。自他ともに、病気と認めやすい症状でもあります。

ハンガリー系カナダ人の医師ハンス・セリエは、一九三六年、二八歳のとき、雑誌『ネイチャー』で汎適応症候群を描き出しました。いわゆるストレス学説です。ストレスとはもともと物理学の用語で、たとえばゴムまりを押す力がストレッサーで、それに反応して押し返そうとする力がストレスと呼ばれました。人間の反応も同様です。特に、暑さ寒さなどの物理的ストレッサー、薬物や炎症などの生理・化学的ストレッサーでも、怒りや緊張などに至る心理的ストレッサーでも、生体の反応は一緒であり、しかも個人個人の反応はほぼ定まっていることをセリエは発見しました。

生体は、環境が変わってもホメオスタシス（恒常性）を維持するために、ホルモン分泌や自律神経系を介して適応しようとするのですが、その反応こそ症状や疾患と名づけられる現象であると位置づけたのです。世間ではストレッサーのことをストレスと呼ぶようになってしまっているので、文脈の理解に注意が必要です。

適応のために反応しなければ、生命上の危機に至るのですから、症状や疾患は生体にとって歓迎すべき現象であると言えるでしょう。むしろ、生体が反応しない場合や、あるいは反応しても気づかないまま過ごしてしまうことが問題です。

ストレス症状としてよく知られるものとして、頭痛、めまい、疲れやすさ、呼吸困難、肩こり、吐き気、便秘、下痢などの身体症状があげられます。精神症状では、情緒不安定、不機嫌、気分の落ち込み、集中力の低下、不安感などが生じます。ただし、こうした症状があるからといってストレスが原因だとは判定できません。まずは内科などのかかりつけ医を受診して、身体疾患がないことを確認する必要があります。

行動上の変化

次は行動上の変化です。いつもは目立たないおとなしい人が、派手な服装をして大声で話しているとか、ふだんの元気さに比べると意気消沈しているなど、常日頃の状態から変わったときに、少し注意をしてみますと、もっと深刻な事態が生じていることに気づきます。「大丈夫」と言っている本人の話よりも、顔色や貧乏ゆすり、歩き回ったり、黙りこんだりという、態度や行動のほうがはるかにその人の状態をあらわしています。

主観的な体験

最後は主観的な反応で、体験と言うべきでしょう。身体にも行動にも出ずに、おそらく他人からは想像もつかないのでしょうが、本人だけが強烈に違和感を抱いている状態です。頭の上に飛行機が落ちてくるかもしれない、特定のおまじないをしないとドアを開けられない、自分の鼻が視野に入って落ち着かない、脈が気になって何度も医者を受診するなど多種多様です。自分でも馬鹿げたことだと自覚する場合もあるし、てっきり真実だと思い込んでしまう場合もあるでしょう。

こうした三つの視点から見れば、心の病は専門家でなくても発見することが容易なはずです。もともと精神科診断は社会的常識を基準に発展してきたのですから当然かもしれません。

悩みを相談する

問題は、精神症状の表れている人が、そう簡単に専門家に相談しないことです。あるいは実際に相談しようとしても、どこに行っていいか、そんなことを相談していいのか、判断のつかないまま多くは軽減してしまうのでしょう。疾患という理解もされない場合があるかもしれません。もちろん、こうした現象のすべてを病気として位置づけることも問題です。

医学的な疾患の意味について、第1章で整理しました。人間として当たり前の反応が、当たり前の範囲で生じているのならば、疾患と位置づける必要はありません。そのことが常軌を外れたり、本人が苦痛であるとか、対処する技術が想定されていたり、治す意義があるといった場合に、「疾患」と位置づけられる、と当面規定しておきましょう。疾患かどうかという判断の微妙さが、受診を控えさせている可能性は大いにあります。

実際の臨床場面では、いかなる悩みであっても、とりあえず精神科診療の対象となり、必要によって適切な支援者を紹介することになります。悩む人自身が疾患かどうかを判断して受診するわけではないからです。

日常の精神科臨床では、ほんとうに変わった相談がもち込まれます。夫婦喧嘩とか恋人の話はもちろん、人生選択、顔貌や哲学上の悩みまで種々雑多、広大無辺です。

ある朝起きて鏡の前に立ったら、突然に背が伸びていたという少女Fさんが受診してきました。ごく普通の女子高生です。よく聞くと、中学生の頃からその日までの記憶が一切ないのです。部分的な全生活史健忘という状態でした。このときはあえて強力な精神療法は導入しませんでした。こうした心理的健忘は、背景に忘れてしまいたいほどの苦しみがあり、自殺の代替症状でもありますから、本当の記憶に直面させることを急いではならないのです。一方で、自ら受診を選択しているのですから、回復したい気持ちも整ってきたという側面も見逃せません。この少女の場合は失恋と高校選択の問題があったようですが、真実をつめることなく、表面的な社会適応を回復していったことでよしとしました。

２　心の病のメカニズム

脆弱性－ストレス－対処モデル

精神疾患が生ずるメカニズムは、いまのところ次のようなモデルが有力です。生活するうえでのさまざまなストレスがあって、それに反応する身体の比較的弱い部分（脆弱性《ぜいじゃくせい》）の存在と、破たんしないように対処する機能という三者の絡みあいで、病気になったりならなかったりするという考え方です（図２）。

「脆弱性」とは、身体に生物学的な変化のしやすさがあることを指します。統合失調症やう

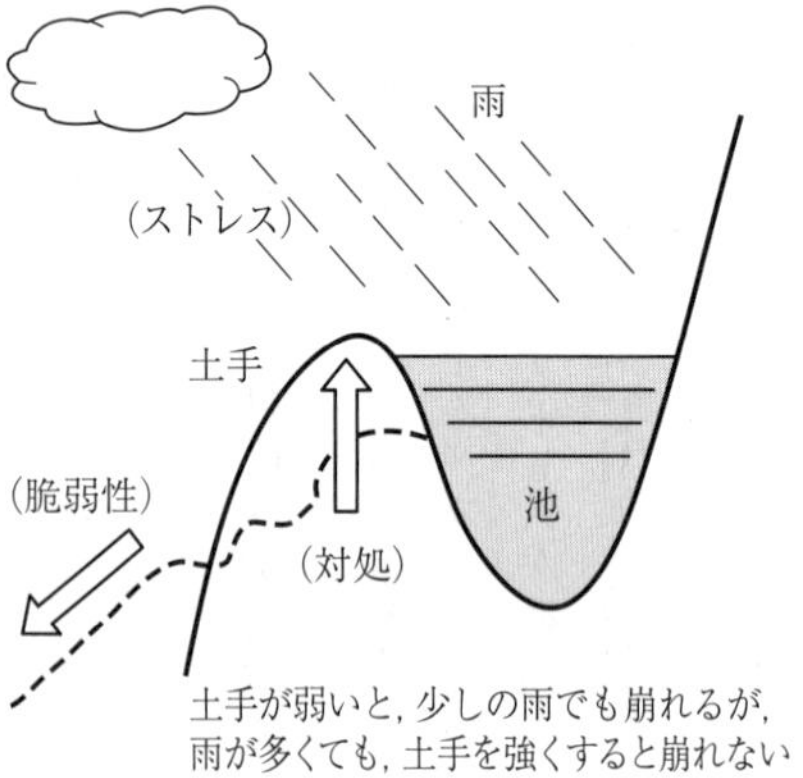

図2　脆弱性－ストレス－対処モデル

つ病の場合は、脳神経同士のつなぎ目である神経シナプスで働く神経伝達物質をめぐる機能が、一時的に支障をきたすために症状が生ずると考えられています。向精神薬はこの神経シナプスに作用して症状を軽減します。こうなると、「心の病」と考えるよりも「脳の病」と呼ぶほうが受け入れやすいでしょう。病気によって関与する神経伝達物質や部位が異なり、当然に有効となる向精神薬も異なります。脆弱性を決定する要因は、遺伝子に規定されるものと、出産前後という周産期に負った微細な脳の障害であろうと推測されています。

「ストレス」は先に述べた各種の刺激ですが、それ自体に良いも悪いもなく、生きて生活する限りストレスを避けることはできません。むしろストレスがあるからこそ、心身が成長するのです。精神疾患に発展するストレスは心理社会的なものが多く、俗に色、金、名誉と称し、それぞれ情緒をゆり動かします。その人の価値観によって、そのストレスが病気につながったり、関係なかったりします。さらに、その人が好んで選ぶ生活行動も違ってきます。

「対処（コーピング）」とは、自分の条件を活かして、内外の刺激に適応するための方策です。脆弱性やストレスが自分ではどうにも制御できない事柄であるのに比し、対処は変化させることが可能な要因です。対処によって、発症を予防したり、再発を防いだりと、治療や支援が可能になる領域です。

対処の基本は、有害になりそうで嫌な刺激を避けるための技能を身につけることです。残業を断ったり、休息をとったり、逆に友人を作ったりするための技能は、自分のペースを守るためにとても大切です。自分で対処がなかなかできない人のために、周囲が配慮したり、代理で交渉したりすることも支援となります。生物学的な対処とすると、少量の向精神薬の使用やサプリメントが有効となるでしょう。

こうした条件のうえで、生体は自然治癒能力を発揮して回復していきます。この回復の能力も、遺伝子とその後の成長過程から影響を受けるレジリエンス（しなる力）によって個人差が生じると考えられています。

病気の意義

病気は、生体あるいは種が存続するうえで重要な役割をはたしています。たとえば細菌の感染に対して、免疫機構が働くことで発熱や痛みなどが生じる、それを疾患と呼ぶわけです。その反応によって生体は生き延びることができて、次に同じ細菌が侵入したとしても防御することができます。この原則的な流れから外れて、免疫機構が弱すぎると感染症が発症するし、強すぎるとアレルギー性疾患が生じるし、あるいは敏感さが不適切な反応になってしまう場合もあるでしょう。

おそらく精神疾患でも同様に、ストレスに反応しやすい性質に意味があると思われます。危機理論では、ひとつのシステムがもっている能力では対応できないときに危機と呼び、システム外から新たな情報や支援を得ないと乗り越えることができないけれど、それができたときにそのシステムは従来よりも強力になるという考え方をします。この場合のシステムとは、脳という器官であっても、生体という一人の人間であっても、家族というシステムであっても、大震災を受けた地域というシステムであっても、人類全体のシステムを考える場合であっても、応用が可能です。環境が異常な状態になったというのに誰も反応していないとしたら、それこそひどく奇妙な事態です。

平時であっても、精神疾患の発生率は、一般の身体疾患における発生率よりけた違いに高い頻度です。単なる生物学的な異常というよりも、人類という種の生き残り作戦と考えるべきでしょう。ある時代には不適応になるとしても、別の時代には適応する可能性をもった、多様な性質を保持する必要があるのです。ごく近年の研究では、統合失調症の発症に関与する感受性遺伝子群と、創造性に関与する遺伝子群との近い関係性が注目されています。

3　心の病の相談窓口

Eさんへのアドバイス

さて、商社マンのEさんの場合はどうなったのでしょうか。

憔悴《しょうすい》しているEさんに、会社の保健室に勤務する看護師さんが声をかけました。以前、骨折したときに世話になったので、互いに顔見知りだったのです。話を聞いて、ベテランの看護師さんはわかりました。このままEさんが無理をしていると、うつ病が露呈するか、アルコール症へと発展するかでした。会社の最寄駅近くにある精神科クリニックと、居住地近くにある精神科病院の外来という二つの情報を伝え、どのような生活をしているか話すように助言しました。できれば奥さんと一緒に受診するといいこともつけ加えました。

Eさんは、会社の最寄駅近くにある精神科クリニックを奥さんとともに受診しました。前日までの予約制で一時間ほどの面接になりました。身体や心の様子に加えて、親戚の構成とその消息、これまでの生活歴、働きぶりや休みのとり方、上司や同僚との関係、仕事に対する価値観なども話題になります。

話すにしたがって、自分が相当に無理をして、むしろ突っ張っていたことに気づきます。それを医師やそばに座っている妻に聞いてもらえただけでも、ずいぶん楽になりました。自分だけで考えているうちは、行ったり来たり、尊大だったり卑下《ひげ》したり、自分の頭のなかでまとらないのですが、相手がいて話せるとこれほどに違うのかと驚いてしまいます。

自分の性格とストレスとの関連が仮説として提示され、うつ病のメカニズムが説明されると、「実はうつ病がはじまりかけている」と聞いても納得できました。続けて、これからの対処が提案されました。

薬物療法について、近年の新薬開発はめざましく、効果が高く、副作用が少ないこと、一定の血中濃度に至って有効になり、経過に応じて減量し、一生飲み続けるわけではないことが説明されると安心します。看護師さんが、薬の飲み方やそのほか生活上のすごし方について助言してくれました。

診療科目の選び方

病院にはさまざまな診療科目がありますが、精神疾患や精神障害を疑う場合は、精神神経科（略して精神科）を受診します。睡眠障害も精神科が専門で、「不眠外来」などの名称が使われているかもしれません。また、アルツハイマー病などの認知症が専門であれば、「物忘れ外来」

と称する場合もあるでしょう。

神経内科が得意な疾患は、脳卒中とか脳腫瘍、脊髄疾患や末梢神経障害などですから、心の問題は一切専門外です。また、心療内科が得意な病気は心身症です。心身症とは、喘息、アトピー性皮膚炎、円形脱毛症など、明らかに身体的な病気があって、そこに心理的な影響を強く反映するものです。うつ病や統合失調症の場合は、心療内科を受診したとしても、あらためて精神科に紹介されることが一般的です。全診療所のなかで、精神科クリニックは五・七％、心療内科が三・八％をしめています（二〇〇八年）。

本来医師であれば、すべての疾患に気づくことができるというのが理想ですが、日進月歩の医療技術を、一人だけで最新のものに更新し続けるのはほぼ不可能です。利用する側が医師を使い分ける知識をもつべきでしょう。

それにしても、最も身近な初期医療を手がける医師たちの精神疾患診断率が問題です。欧米諸国では家庭医が存在する初期医療制度が普及していますが、日本では内科や外科の開業医に行くか、最初から総合病院へ行くか、好みで選べます。最初から精神科を受診することも可能です。欧米でも家庭医がうつ病を正しく診断できる率の低いことが問題になって、家庭医たちの研修が進んでいます。ＷＨＯの国際共同研究によると、欧米において初期医療に携わる医師たちのうつ病診断率は五〇〜七〇％程度ですが、日本の一般開業医の診断率は二〇％にとどまっています。つまり、うつ病の八割は見逃されてしまうことを意味しています。

Eさんの例で紹介したように、いまのところ、精神疾患を疑う場合には直接に精神科を受診することが勧められます。精神科病院でも外来を開いていますので受診が可能ですが、入院診療中心で運営している場合は使いにくいかもしれません。インターネットなどで調べておく必要があります。いまや精神科クリニックは全国で急激に増加しています。大きな街の駅前には複数の精神科クリニックがあり、しかも大変混みあっています。多くは予約制ですので見た目には混んでいないのですが、新患受け入れが制限されているかもしれません。

一方、本来一番受診しやすい総合病院からは、精神科がどんどん消えていっています。

診療報酬制度

少し脇道にそれますが、総合病院精神科が減少している事情を説明しておきます。日本の医療は診療報酬制度で動いています。診療内容ごとに点数が定められ、一点が一〇円として計算された医療費は、健康保険等によって負担が軽減されたのちに利用者に請求されます。診療点数は、二年ごとに中央社会保険医療協議会(中医協)で審議の上、国に答申されます。この診療報酬点数は、手術や薬物療法など目に見える技術には高くつけられるのに比して、一生の物語を聞き、自殺したい気持ちを探り、ときに罵倒《ばとう》され、周囲の関係者に会い、生活全般に助言するという、精神科本来の医療活動に対しては実に低く抑えられているのです。

病院の経営はこうした診療報酬によって成り立ちますから、診療報酬による儲けが少ない精神科をおきたがらないのです。さらに、総合病院は公的機関であることが比較的多いのですが、近年では自治体も費用対効果を求めるため、おかしなことに儲からないからという理由で、住民が求める精神科を廃止してしまうのです。これは経済活動に限定した費用対効果であって、長期的な健康や住民の幸福という基準から見れば、費用対効果がきわめて悪い判断であると思います。

精神保健相談

G君は一七歳。自分の顔がゆがんでいると言い張って、家から出ようとしません。あとで聞いたことですが、中学生のころから、誰かにつけられている感じがずっとしていたのだそうです。家から出られなくなったのは、高校に入って電車通学がはじまってからのことです。自室にこもってテレビゲームをして、昼夜逆転していますから、食事も家族と摂《と》っていません。無理に会話に誘うと機嫌が悪くなるので、家族は腫物《はれもの》にさわるようです。高校の先生とは、親が学校に呼ばれて相談をしたのですが、だからといって、教師が家庭訪問に来てくれることはありません。高校にはスクールカウンセラーもいません。

父親がインターネットで調べると、「引きこもりの親の会」などの存在がわかったのですが、自分の息子がそうなのかどうなのかわからないままでは、連絡する決心がつきません。

ご両親でまず近くの精神科病院に相談しました。しかし、本人を連れてこないと診断がつかないと言われてしまいました。医師は患者を診察しないうちは、薬物の処方もできないことになっています。ご両親がのちに学んだことですが、受診先を探す場合には、「引きこもりの親の会」のようなセルフヘルプグループと連絡をとって、適切な医療機関の情報を得るのがよさそうです。医師や病院にも、それぞれ得意な領域があるのです。

次に市町村の保健センターの保健師に相談してみました。幸いこのセンターでは月に一回の精神保健相談日があって、嘱託の精神科医が直接相談にのってくれるのです。両親だけでもこころよく相談にのってくれました。

翌月になりましたが、この精神科医が保健師とともに自宅を訪問してくれたのです。G君は心配していたよりもよくしゃべり、外出すると皆がふりかえってつらい思いをするという体験を語りました。引き続き相談にのることと、夜間の睡眠確保のために睡眠導入剤を処方することを目的に、この精神科医が開業しているクリニックを受診するように勧められました。

こうして翌日に、引きこもりだったG君は、母親に付き添われて受診しました。睡眠が確保でき、それだけでもだいぶゆとりが出たようです。「皆がふりかえること」と「顔がゆがんでいること」についても、精神科医は正面から相談にのってくれました。そのうえで、その体験は病気による可能性があることと、抗精神病薬を試してみることが提案されたのです。

Ｇ君の場合は、精神病が発症する手前の前駆期に治療をはじめることができました。最近はこの時期を精神病発症危険状態（ＡＲＭＳ）と表現して、精神病発症を予防する中核的な対象であることが強調されます。Ｇ君は、奇妙な思い込みという軽微な陽性症状と、社会的ひきこもりという陰性症状の段階でした。睡眠導入剤とほんのわずかな抗精神病薬を服用することによって、異常な体験がずいぶん軽減しました。このクリニックには精神保健福祉士というソーシャルワーカーがいて、高校生活に適応するための助言や、教師との交渉までも手伝ってもらえて助かりました。

こうした早期介入活動は、うまく適応している限り、おおむね三年間の治療を経て、いったん終結します。延々と精神科受診を続けることにも弊害が予想されるからです。

窓口へのアクセス改善と啓発活動

Ｅさんや Ｇ君の場合は、早期に対策がとられた例でした。心の病を疑うときに、専門家につながるまでのルートは意外に広く、身近に存在します。それなのに、窓口が設けられていても、相談にたどり着かない人が多いのはどうしてでしょうか？　その窓口が多くの人に知られていないことが問題なのか、心の病を疑うこと自体が避けられているのでしょうか？　あるいはもっと別の問題が存在しているのかしら？

そのヒントは、ノルウェーとデンマークで行われた研究にあります。統合失調症はなるべく早く抗精神病薬による治療を開始すると、予後が良好であることがわかっています。骨折も、その日に整形外科で治療をはじめると、障害をほとんど残さずに改善します。脳もまったく同じで、精神病症状が起こるに任せていると、次第に脳の一部が萎縮をともなう不可逆性の変化をきたしてしまいます。最初に精神病の症状が発現してから抗精神病薬服用までのあいだを未治療期間（DUP）と名づけて注目しています。

この北欧の研究では、一九九七年から三年間の地域介入研究を実施しました。ひとつの介入は啓発活動で、マスメディア、学校教育やセミナーを利用して、精神病の早期介入が有効である事実について、計画的にキャンペーンをうちました。もうひとつは専門治療へのアクセス改善で、精神科医、看護師、心理士、ソーシャルワーカーなどで構成されたチームの相談窓口を各所に作り、紹介があると二四時間以内に面接をする体制を整えたのです。

その結果、DUPは一六週から五週へと激減しました。大成功です。日本ではおそらく五〇週以上となる数字です。そこで二〇〇二年からの第二次研究では、相談体制だけを残し、キャンペーンを省略しました。すると三年後には再び一五週に戻ってしまったのです。この研究から、相談や受診のしやすさを整備するだけでは不足であることと、啓発活動の重要性が強調されました。

緊急の場合

ゆっくり窓口に相談もしていられない、緊急を要する場合はどうでしょうか。いまのところ日本では、一般救急と精神科救急は別のシステムとして動いています。ですから、利用者自身や救急隊員が、最初の判断として身体疾患か精神疾患かを選択しなければならないのですが、問題なのはそう簡単に見分けられない点です。

身体疾患でも最初は精神症状しかあらわれないものがあります。たとえば、ウィルスや細菌による髄膜炎、硬膜外血腫、高齢者の肺炎や心筋梗塞、自己免疫疾患などでは、身体症状が起きる前から、意味が通じない会話や抑うつなどの精神症状が発現します。診断がつかないまま、精神科と身体科をまわされているうちに手遅れになるおそれもあります。

逆に、精神の障害をもっている方々でも、身体疾患にかかることは当然にあります。特に心臓疾患で亡くなる場合が多いので注意が必要です。抗精神病薬によって高血糖状態が起こりやすいことも特徴的です。抗精神病薬による悪性症候群（高熱、筋強剛、意識障害が三徴候）は、時間単位で治療を急ぎます。結核をはじめとする感染症も、治療の場を決定する際に難問となります。

両者の処置が同時に必要なことも、しょっちゅうあります。自殺企図などでは、身体的処置の直後から精神的な支援を開始しなければなりません。実際に高度救命救急センターの実績統計では、搬送者の五％から二〇％もの人が自殺企図です。しかし、そこに精神科医が配置されていることは、一部の大学病院を除いて、きわめてまれな状態です。

氷山の一角ですが、二〇〇九年に東京都で、統合失調症の診断名をもつ四四歳男性が、夜の八時に腹痛を訴えて、母親に付き添われて救急車を利用したものの、統合失調症という病名を伝えたためか、一三カ所の病院から断られてしまいます。途中からは意識も失いました。しかたなくいったん自宅に戻ったのですが、そのまま腸閉塞で亡くなってしまいました。精神障害者というだけで人並みのサービスを受けられない事態は、現在でも続いているのです。

精神科救急

一般科と精神科の体制が分けられたほうがやりやすい場合もあります。幻覚妄想状態で大暴れしたため警察保護された事例とか、自傷他害が疑われて措置診察を要する場合など、精神保健指定医をはじめとする専門スタッフの存在が必要で、やはり特殊な搬入口から特殊な部屋に入るのが適切でしょう。このルートがいわゆる「精神科救急」になります。

精神科救急のルートは、精神保健福祉法で規定された強制入院である措置入院など、入院目的で使われることが多いのですが、この傾向は都道府県によって程度に差があります。強制的な入院も辞さないハードな救急と、軽微な再燃までも相談にのるソフトな救急とに分けると、ほとんどすべてハードな事例しか扱わない地域と、ソフトな事例も断わらない地域があります。本来は別のルートが設定されなければなりません。強制入院手続きが進行している横で、軽い精神症状についておちおち相談なんかしていられません。自分まで強制的に入院させられるかもしれないと感じるからです。

精神科救急医療体制として基幹病院が整っているのは、二〇一一年現在、一六都道府県でしかなく、精神科病院が輪番制で実施しているのがその他の大半です。問題はそのシステムが周知されていない点で、本人家族はもとより、消防本部すら精神科救急システムを知らないという回答が二割もあるというのが実態です。原則としてどの都道府県にも設置されている精神科救急情報センターの積極的な活用が望まれます。

夜間休日の救急体制はまだまだ問題だらけで、スムーズにこなしているとはとても言えない段階です。欧米のように、総合病院を中心にして、身体症状も精神症状も区別することなく、一次、二次、三次の段階的な救急体制に統合できるとよいのです。そのなかで専門家が判断して複数のルートに分かれ、精神科のユニットも総合病院にあることが望ましく思えます。

4 心の病とのつきあい

再発への対処

さて、精神科クリニックを受診した商社マンEさんの、さらにその後です。別の診察日には、臨床心理士による心理テストを受けました。ものごとをどのようにとらえがちなのか、どのように行動するのかは個々人の特徴があり、認知行動パターンとして説明されます。この臨床心理士からは、のちに認知行動療法を毎週受けることになりました。

医療費を心配したり、借金の問題を抱えたりしている場合などは、精神保健福祉士（精神科ソーシャルワーカー）が相談にのってくれます。外来通院は自立支援医療費補助を申請すると半額になりますし、障害が重い場合は精神保健福祉手帳や障害年金の制度があります。勤務先などとの連絡・調整が必要となる場合なども、精神保健福祉士が担当することでしょう。

Eさんは、服薬をはじめて二週間もたつとすっかり元気になり、職場に戻りました。むしろ前よりも活動的になった印象もあり、奥さんは少々心配していました。すると予想どおり、年末のあわただしさをのりきってほっとしたら、再びあの憂うつな気分と能力低下の状態に戻ってしまったのです。

うつ症状は適切な治療を受ければ月単位で改善しますし、服薬することで症状自体も軽減します。しかし、再発のしやすさが残ります。アメリカ合衆国精神保健研究所の調査では、中核的なうつ病の場合、六カ月後に回復した割合は五〇％で、二年後に慢性化する率は一九％、五年後までの再発率が六三％と報告されました。この調査では一一％が自殺で亡くなっています。けっして軽い病気ととらえるわけにはいきません。小児思春期の病相は変化が早く日単位、高齢になると遅くなって半年単位くらいのペースになることもあります。

Ｅさんは次の治療プログラムに進みました。

認知行動療法

うつ病の診断を受けたら、再発が起こる可能性に対して準備しておくべきでしょう。何度も再発をくりかえす場合や、うつ症状がおさまりきらずに遷延する事例では、認知行動療法を加えます。

人間はものごとを理解して行動を決める際に、ひとつひとつ正確に外界を認識していくわけでなく、もっともよくあらわれる事態を想定して、省略と推測を重ねて自分なりの理解をしているにすぎません。行動をするときにも、いちいち考えながら歩いたりしているわけでもありません。このように、情報を入力して、加工し、行動として出力する一連の過程を、認知行動過程と呼びます。この過程のうち、生活するうえで不適切な部分に焦点をあてて、治療者と患者が協働で修正していく治療法が認知行動療法です。

うつ病の症状は、脳神経シナプスの神経伝達物質にかかわる機能の障害によって生じるとされていますが、そこに至るまでの過程に、その人特有の考え方や反応の仕方があると観察されます。うつ病を起こしやすい人の場合に、ふだんからよくみられる認知のゆがみは、次のような項目です。例示ですから、一人にすべてが起こるわけではありません。

たとえば、白黒をつけないと気が済まない、自分の関心を大きくとらえ、あわない部分は小さくとらえる、ごくわずかな事実だけで決めつける、悪いできごとのすべてを自分の責任にする、そのときの感情で現実を判断するといったことです。

治療者と日記を使って修正する方法があります。生活上の出来事にどのように反応したのか(自動思考)、冷静になってみるとどうすべきだったのか(合理的反応)について、とらえ直しをくりかえすのです。あるいはもっと簡単に、「まあいいか」、「こんなときもある」、「嫌われても生きていける」、「私にもいい加減なところはある」といった、居直りのような手抜きを意識するという手もあるでしょう。

休職から職場復帰へ

Ｅさんは休職には至らず治療をひととおり終えることができました。うつ病の症状が長引き、有給休暇だけでは対応できなくなると休職することになります。それまでに一年以上働いて健康保険の被保険者期間が満たされていれば、標準報酬日額の三分の二以上が傷病手当金として、最長一年六カ月のあいだ支給されます。ただし、業務上の疾病を疑って労災を請求しようとする場合は、傷病手当金制度を使わずに、休業補償給付金の申請を考慮しなければなりません。また、学生が疾病によって障害を残した場合は、発症が二〇歳前であれば障害基礎年金の対象となり、二〇歳以降の場合でも、学生特例として猶予されていた保険料を追納することで障害年金を得ることが可能です。しかし、うつ病ではほとんどの場合に障害としては認定されていません。

ストレスを軽減するための期間が休職なのですが、何もしないでいるほどつらいものもありません。早く職場に復帰したいと焦《あせ》るものです。が、それまでにもくりかえし休職と復帰を重ねてきた人の場合など、自分の暮らしぶりや働きぶりをもう一度検討する機会がほしいものです。こうした場合には気分障害を対象にした精神科デイケアが有効でしょう。デイケアとは通所の集団活動を意味します。ところによっては、「復職支援プログラム」、「リワークスクール」、「職場復帰クラブ」などと称されているかもしれません。

平日には毎日通って、オフィスを模したプログラムで集中力を高め、病気になった経過をレポートして自己分析し、生活習慣を見直して生活リズムを整えます。身体的な運動や余暇の体験も有効です。同じような状況にある仲間と知りあい、身近に相談できるスタッフがいることも有意義です。リハビリテーションについては、統合失調症を題材にして、次章でくわしくふれます。

アルコール症

先進諸国でうつ病の次に不幸をもたらしている精神疾患として、アルコール症があげられます。両者が合併することもしばしばです。

覚せい剤や麻薬については、使い続けると止められなくなるという「依存症」の性質が広く知られています。つまり、使い続けているうちに少量では効果が出なくなってくる耐性の現象、使わないと禁断症状が出現する身体依存、それ以外の対処法が考えられない精神依存が生じます。

同じようにアルコール症は、アルコールという化学物質による依存が成立した状態です。どんな人格者であっても、おおよそ清酒換算二合を二〇年間飲み続ければ身体依存が成立するのですが、そこまで続けてしまう心理社会的条件が背景にあります。伝統文化を失ったアメリカ先住民やイヌイットの人々が、アルコール症へと転落する姿はよく知られています。

日本では、一日六〇グラム以上のアルコールを飲む大量飲酒者は八六〇万人いて、アルコール症が成立している人は二四〇万人と推定されています。しかし、内科などを含めた医療にたどりついている人は一一〇万人、精神科医にかかっている人は患者調査で四万人程度にしかすぎません。一般の医療機関では肝硬変や胃潰瘍《いかいよう》として治療され、再び飲める体となって退院してしまいます。アルコール症かもしれないと誰も思わないのですから、精神科に紹介されることはほとんどありません。アルコール症として精神科にたどりつくときは、がんや脳障害で身体がぼろぼろになったか、仕事を失い、家庭が崩壊し、自尊心や人生の夢をすっかりなくしたあとになってしまいます。

アルコール症に対するセルフヘルプグループ「アルコホリクス・アノニマス（ＡＡ）」は、アメリカ合衆国のビル・ウィルソンと外科医ボブ・スミスの二人が一九三五年にはじめました。酒はいつでも止めようと思えば自分で止められるとか、誰かが治してくれると思っているうちは治りません。自分だけではどうしてもこの地獄から抜け出せないと、心の底から感じるときから回復がはじまります。

ＡＡの基本的なプログラムである一二のステップでは、最初のステップとして、「私たちは酒に対し無力であることを認めた」ところからはじめるのです。最後の一二ステップでは、「このメッセージをアルコール症患者に伝える」として、セルフヘルプ活動の意義が描かれます。日本でも、いまではほとんどの地方都市でＡＡの会は開かれています。当事者であることが参加の要件であり、名前を名乗らないのがルールです。

日本独自の活動として、高知で生まれた断酒会があります。こちらは自分の名を名乗り、家族もともに参加する方式です。まだ治療にたどり着いていない方や、その家族の相談にものってくれます。同じくほとんどの地方都市で活動を続けています。

断酒新生

Ｈさんは五五歳になりましたが、見た目はもう七〇歳を越した老人に見えます。肝硬変のために、何度も内科に入退院をくりかえしてきました。以前は腕のいい大工だったのですが、新しい建築システムにのりきれないまま、以前から好きだった酒を朝から飲むようになって仕事を失いました。家庭内でも大喧嘩が続いて、妻も子も去っていきました。あるときの内科入院時、三泊目の夜中でした。壁一面に虫がはっているのに驚いて、五階の窓から飛び出そうとして看護師に止められたのです。アルコールの禁断症状である「振戦《しんせん》せん妄」の典型例です。けいれんを起こす人もいます。病歴がわかっていれば、入院当初からこうした離脱症状に対する治療を開始することができるものです。

幸いこの総合病院には外来だけの精神科が併設されていましたから、翌朝になって精神科医に相談がもちかけられました。とりあえず遅まきながら離脱症状に対する薬物療法が追加され、抗精神病薬の筋肉内注射が処方されて落ち着きました。これを機会にこの病棟スタッフは、アルコール症の様相と離脱症状対策について勉強会を開きました。Ｈさんは一週間後にまとまった会話が可能になったので、内科の主治医と精神科医がそろってＨさんと面接しました。いろいろな病気の原因が飲酒にあることと、自分一人では止められないが、治療が可能な病気であることを伝え、アルコール症の専門病棟をもつ精神科病院が紹介されました。

アルコール症専門病棟では、はじめから三カ月間の教育入院を勧められました。転院したばかりの頃は、まだ食欲も戻らず、点滴をうちながら放心状態でした。病棟生活はアルコール症について学ぶ合宿をしているような雰囲気です。日中は勉強会やミーティングがあり、夜は市内のＡＡや断酒会に出席するのです。覚醒した脳で現実をふりかえると、もう自分には何も残っていません。このまま死んでしまおうとも毎日思います。でも、自分よりももっとひどい地獄を体験していた人が元気にしているのを目のあたりにしますと、自分も回復できそうな気がしてくるのです。一日一日が「断酒新生」なのだと過ごしているうちに、もう三年になりました。無性に大工の仕事がしたくてシルバー人材銀行に登録しました。

精神科治療を開始したアルコール症の患者全体では、回復率は三割程度で、五〜一〇年後までに三割が死亡するという厳しい疾患です。家族に対する影響も大きく、配偶者に対する暴力、子どもたちに対する虐待、経済的困窮、家庭内役割の混乱など、「アルコール症関連問題」は広大な裾野を有しています。これらによる経済的損失を考えると、酒税収入など比べものにならないと思われますが、いまのところ日本は、酒の自動販売機を設置し、テレビ等マスコミで酒の宣伝をすることが許されている世界でもまれな国です。

サイコセラピー

主に言葉を介して、心理的な内面を理解したうえで、心理的な方法によって、心理的な変容をうながす治療法を総称してサイコセラピーと呼びます。内容は同じことですが、臨床心理士は心理療法、精神科医は精神療法と呼ぶのが習慣です。

サイコセラピーは、個人を対象とする場合と、集団を対象とするグループ・サイコセラピーにわかれます。さらに背景の理論と用いる技術によって、実に多様なサイコセラピーが存在します。笑い話のようですが、分析 Analysis のAから禅療法のZまで、すべての頭文字が埋まると言われます。

歴史的に最も古く、多くのサイコセラピーの基礎となったのはジークムント・フロイトがはじめた精神分析療法です。同じ時代に森田正馬《まさたけ》が独自に編み出した森田療法も、神経質の治療を中心とする優れた方法です。それぞれがユダヤ文化や東洋文化の影響を色濃く背景に受けています。どの療法も人と人との関係を結び、理想とする人物像を想定せざるを得ませんから、こうして文化に規定されるのは当然でしょう。

効果の根拠が求められる現代の医療では、サイコセラピーもその効果を科学的に検証し続けています。しかし、多くの人々に共通する統計的な数字では、薬物療法のように明確な根拠を示すことはできていません。サイコセラピーで生ずることは、もう少し個別的で実存的なできごとだからなのでしょう。

それでも、いくつもの効果研究をあわせたメタ分析によって、サイコセラピーの効果が明らかにされています。効果の四〇％分はサイコセラピーの外側で生ずる要因の変化によるのですが、三〇％分は治療関係というセラピストとクライアントの関係によっており、一五％分は期待や満足というプラシーボ（偽薬）効果であり、残りの一五％分として技法の要因があるとされました。最後の一五％分があるなしでは、けっこう大きな差があるように思えます。

あらゆるサイコセラピーにとって、共通して大切なのは治療関係であり、サイコセラピーは治療関係の基礎を構築することに寄与しているのだとあらためて思います。薬物療法であっても、その薬がどのように説明されて、どのように手渡されたのか、結果がどのように話しあわれたのかなど、サイコセラピーの要素で効果が左右されるのです。

精神分析療法と私

私も一時期、精神分析療法に打ち込みました。津軽から山梨まで毎月スーパービジョン（実践的教育）を受けに通いました。東京の総合病院に勤務している頃は、新宿の精神分析セミナーで週に一度系統講義を受け、加えて、慶応大学や北山研究所などで毎晩のように事例検討会や勉強会を重ねました。毎週約一時間の精神療法の記憶を題材に、スーパーバイザーと約一時間ずつ語りあうことを、年単位で続けます。次に、自らが被験者となって教育分析を受けます。毎週のセッションを、これも年単位で受け続けるのです。

私は夢中でした。通い続ける体力もありました。「役に立つ治療者になる」ため、すがるように勉強をしました。ひょっとすると「役に縛られている」ことこそ私の病理かもしれないと、人生の理解が組み直されます。ひとときそうした時期を得られたことを幸せに思います。普通に過ごしている限り、自分自身の生き方を考えてみる機会は意外に少ないものです。

私は統合失調症やうつ病の治療に精神分析療法を用いてはいませんが、私自身の治療や成長には確実に有効でした。この経歴によって、認定協会の臨床心理士資格を得ることになりました。もちろん治療関係を結ぶための技術は、それまでよりも進歩したと思えます。それ以上に、自分の人生が味わい深くなったように感じます。そういえばいつの間にか、悩みの種のひとつであった過敏性腸症候群が起きなくなっていました。

全体的な存在

人間は、身体―心理―社会的な要因で成り立つ全体的な存在です。疾病や不適応という事態は、身体、心理、社会的なそれぞれの要因が絡みあって出現します。ですから、その治療や対処も、身体、心理、社会的な要因に総合的に働きかける必要があるのです。

治療の最終目標は、自分の病気を自分でコントロールするセルフケアです。「押さえこむ」のではなく、「つきあう」という感じです。ひと昔前の言葉で言えば養生法を身につけることでしょうか。糖尿病や高血圧などの身体的慢性疾患とまったく同様に、自分に生じやすい疾患の性質をよく心得て、健康を阻害する要因と、健康を増進する要因を、それぞれ意識して暮らすことが望まれます。生物としての治癒能力を高めると同時に、科学的に明らかになった知見を利用するのです。

精神疾患の全貌がいまだ完全に判明しているわけではありませんが、対処すべき方向性は相当にわかってきていることが伝われば幸いです。

第4章

生活をとり戻す

── リハビリテーションの現在 ──

1　呼び名は何か？

患者か利用者か

司会者が呼びかける。「さあ、みなさんは何と呼ばれたいですか？」

大半の参加者は精神障害をもつ方々で、残りがさまざまな専門職です。二〇〇八年の秋、国立《くにたち》にある一橋大学の大教室では、第一六回日本精神障害者リハビリテーション学会のサテライト企画が進行しています。毎年の学会にあわせて、当事者や家族、専門職や市民とともに、精神障害をもちながらも生活することを考えるセッションです。この年は、当事者は何と呼ばれたいのかがテーマとなりました。

伝統的には「患者」でしょう。しかし、それは医療を必要とする場面のことで、福祉サービスを受けるときは「利用者（ユーザー、クライアント）」になります。「被援助者」などと突き放されることもあります。こうした話しあいの場では「当事者」と呼ばれます。デイケアでは「メンバー」と呼ばれ、福祉施設では「仲間」と言われます。

「そう呼ばれる自分はいったい何者なんだろう？」――自分がどんな立場で、どのような思いを抱いて、何をしようとしている存在なのかを問われてしまいます。

一方、「私は彼らをどのように位置づけようとするのだろうか？」――同時に専門職や一般市民自身も問いかけられることになります。私は、「援助者」なのか「支援者」なのか？「専門家」や「専門職」とは何だろう？　彼らと仕事でつきあっているとき、地域で一緒に住むとき、家族であったりするときは、呼び方がそれぞれ違ってしまう。仕事であっても医療の場と福祉の場では、それぞれの場面で異なる。職種によっても違う。迷惑をかけられたとすれば相手の呼び方に感情がこもる。それをぶつければ、相手からの呼び方も変わってくる……。

なるほど、関係性のなかで互いの呼び方が変わるのです。この呼び方に関する質問は、病気や障害をわれわれの社会がどのように位置づけようとするのか、自分の立場と相手の立場を切り結びつつ、鋭く問いかけてきます。

コンシューマー

先進諸国でも事情は同じです。むかしは一律にペイシャント（患者）でよかったのですが、地域生活を送る者としての呼び方を必要としてコンシューマー（消費者）という呼び方があらわれました。これは、一方的に欠陥を修理される患者ではなく、市民としての権利をもつ福祉サービスの利用者という積極的な立場を表現しています。ユーザーやクライアントの方が中立的でしょうが、サービス提供者よりも下手にいるような印象もあります。サバイバー（生存者）という自称は、長期入院を強制した医療制度に対する非難を込めています。なるべく中立性を保とうとしてイクス・ペイシャント（元患者）と言う場合もあるようです。

イギリスで生まれた障害学の立場があります。生活が不便であるのは、多数派にあわせた社会環境になっているからなのであって、障害（インペアメント）をもつ者は少数派であるために、社会環境から「障害された者」になるという考え方です。ですから、あえて自分たちを「障害者」と呼んで社会のあり方を問いかけるべきだと主張します。「健常者」であると信じている人でも、たとえば言語や文化の違う外国に暮らしてみると、不便を強いられることをすぐさま実感するでしょう。こうしてみると、誰にとっても「合理的配慮」が大切であることにつながります。合理的配慮とは、相手の権利を保障しようとする互いの義務を意味しています。

自分の名前

当事者の呼び方については、先の学会の話しあいでもさまざまな意見が出されました。アンケート調査も行われたのですが、最高票を獲得したのは、「自分の名前で呼ばれたい」というものでした。考えてみればあたりまえのことです。どんな呼び方であっても、個々人をひとまとめにする呼称がおかしいのかもしれません。私たちは一人ひとりがかけがえのない人生を送っているのですから、その人の名前を大切に呼びあいたいのです。

おそらく、リハビリテーションとは、その人がその人になっていくことをお手伝いする営みなのだと思います。「患者」や「障害者」などと、ひとまとめにあつかわれた生活や人生を、もう一度、個々人のできごとに引き戻す視点が大切です。

前の章では、病気を発症した場合の対処についてお伝えしましたが、この章では障害と向きあうリハビリテーションについて考えます。

2 障害の構造

障害は複数の要因で成り立つ

「障害」と呼ばれる事態は、複数の要因から成り立っていて、それぞれが互いに影響を与えているため、「障害」から生ずる問題を解決するには、複数の要因に働きかける必要があるという考え方が障害構造論です。

たとえば脳卒中を例にとるとわかりやすいでしょう。脳卒中は脳出血や脳梗塞を総称した病名です。放置すると命にかかわりますから、医師や看護師などの医療チームが救命と急性期治療を行います。生命の危険を脱したのちに、半身不随などの後遺症が残ることが判明します。

手足を動かす機能が一生回復しない場合もあります。しかし、そのために歩けなくなった点については、リハビリテーションで練習することによって、装具や補助具なども用いて移動が可能になります。勤めていた会社が車いすでも勤務可能な配慮をしてくれれば、仕事を続けることができるかもしれません。地域によっては、救急体制がなかったり、リハビリテーション機関がなかったり、車いすでは移動できない道路であったりすると、回復に困難がともないます。また、肝心の本人があきらめてしまうか、回復に意欲的になるかによって、結果や予後も変わります。病や障害をもったとしても、このように多くの専門職や関連する人々の努力と、それらを調整する工夫によって、回復度が変わり、生活の質(QOL)が異なってきます。

リハビリテーションのあり方も、障害の要因をどのようにとらえるかで変わってきますので、まずこの点を整理することからはじめましょう。早く具体的な話を知りたい方は、第3節以降を先にお読みになってもけっこうです。

国際生活機能分類

WHOでは、世界中のさまざまな障害領域を超えて、共通の理解と対策がとれるように、障害構造論にもとづく国際障害分類(ICIDH)を一九八〇年に作成しました。これを二〇〇一年に改定したのが国際生活機能分類(ICF)です(図3)。

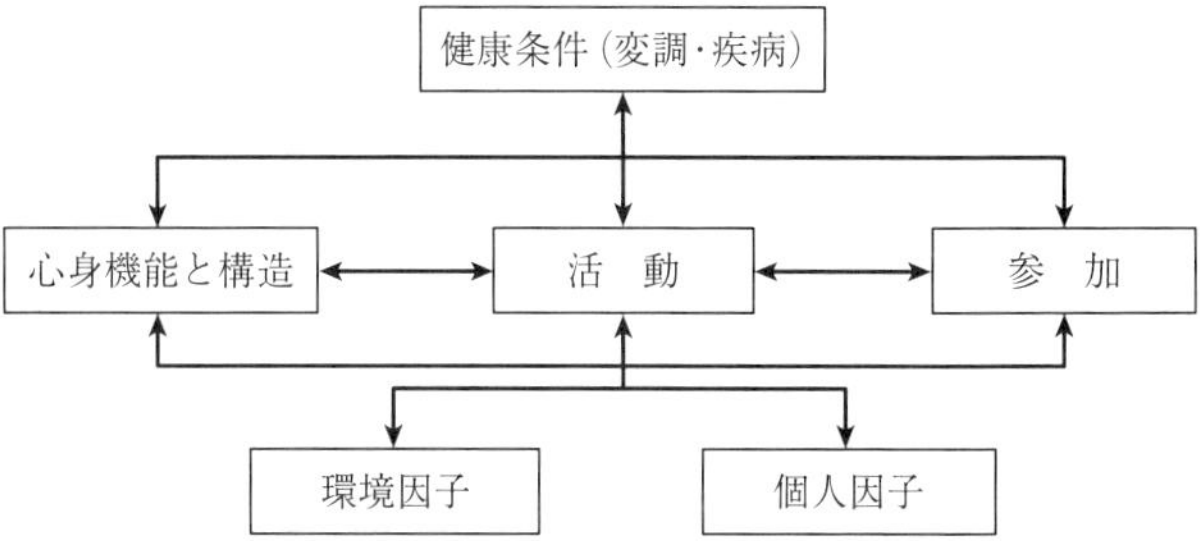

図３　障害の構造（ICF による）

初版において、疾病、機能障害、能力障害、社会的不利といった否定的な側面しか見ていない点が批判され、中立的な表現に修正しました。すなわち、①「健康条件」の悪化が疾病、②「心身機能と構造」の制限が機能障害、③「活動」の制限が能力障害、④「参加」の制約が社会的不利を意味します。

また初版では、疾病があるために機能障害があり、そのために能力障害が生まれ、そこで社会不利が生じるという一方向的な矢印が示されていました。しかし、たとえば精神科病院に長く収容されて、やらなくても済んでしまうためにやれなくなってしまったという廃用症候群や自信の喪失は、かえって幻聴や妄想をかき立てます。活動の制限や参加の制約が健康条件の悪化に影響することも大いにあるわけで、第二版では矢印が双方向的につけられています。

さらに第二版では、⑤環境因子と⑥個人因子がつけ加えられました。どんな環境にいるのかによって、生活の不便さは大いに影響を受けます。「この邦に生まれたるの不幸」もあるでしょうし、自治体ごとの格差もあります。家族は疾病の原因ではありませんが、疾病の経過を左右する大きな要件です。また、障害をもつ個人の意欲、知識、努力などの有無も大いに影響しますので、個人因子として加えられました。

障害の規定

障害をどのように位置づけるべきかは、幅も広く奥行きも深い論議です。少なくとも、いわゆる「健常者」であっても、眼鏡をかけている私は、未明に起こった阪神・淡路大震災のような折には、すぐさま視力障害者になりますし、名も知らぬ国に行けば言語障害が生じるのです。社会的少数者が障害者に位置づけられる場合もあるでしょう。小人症は障害者に認定されるけれど、異常に背の高い人は障害者に入れてもらえません。どうやら社会的価値観も反映されているようです。

生きていくことの不便さは、障害者と呼ばれる者だけの問題ではなく、社会環境がそのように作られていない点に注目して、環境側が障害者を作っているのだと考え、「障害された者」ととらえなおす立場を障害学と称します。これは障害の社会モデルとして代表的な考え方です。従来の考え方は、医学的な診断や機能の欠損に注目するので、医学モデルと称されます。国際生活機能分類はこれらの折衷案に位置づけられます。

「障害者」の規定は、いまのところ国によって多様です。どこまでの不便さを「障害」として規定して、福祉サービスの対象とするのかに、絶対的な基準はありません。障害者福祉に割り当てられる予算は、最も高い北欧諸国と比べると日本では一〇分の一にすぎませんが、これは、日本に障害者が少ないということを意味しているのではありません。自ら申請して、しかも公的な認定を要するという仕組み、たとえ障害者に認定されても受けられるサービスが少ないという事情で、日本では「障害者」が比較的少なく算定されていると推測されます。

世界で共通する枠組みである国際生活機能分類にもとづいて、「精神の障害」を位置づけてみましょう。

「健康条件」の悪化

幻覚や妄想、精神運動興奮や抑うつなど、比較的目立ちやすい精神症状のある状態が「健康条件」の悪化で疾病です。前章で述べたように、医学的な薬物療法が有効です。脳の神経シナプスの、情報伝達に関与する神経伝達物質の機能障害が関与していることがわかっています。抗精神病薬は、この神経伝達機構に影響を与えて症状を改善しようとしています。

「心身機能と構造」の制限

目立ちやすい症状が治まって、一見普通に見えても、対人関係や生活上の不便さを呈する、いわゆる「見えない障害」が残ります。このうち脳の障害に基づいたもので、治りにくい部分が、「心身機能と構造」の制限である機能障害ということになります。このように「見えない障害」は、精神障害以外に、認知症、知的障害、発達障害、高次脳機能障害などでも生じており、認知行動障害と総称されます。目に見えないだけに、家族や周囲の方々が不便さを推測しにくいというハンディが生じます。

認知行動障害とは、本書の中で何度も説明されますが、情報をうまく入力して、これまでの情報と照らしあわせ、適切に行動として出力する過程の、どこかしらが障害された事態です。脳梗塞という疾患名は同じであっても、その梗塞部位が異なることで、残る障害は、左半身麻痺なのか、上肢だけの麻痺、舌が動きにくいので構音障害、あるいは麻痺はなくても失語症が残るのかなど、人によって異なります。同様に、同じ統合失調症であっても、認知行動障害は一人ひとり異なるのですから、その人がどのように不便なのかを知らないと、どのように支援していいか定まりません。

「活動」の制限

「活動」の制限にあたる能力障害は、いわゆる「なおる障害」の部分です。あらわれ方は、食事、排せつ、更衣、移動などの日常生活活動（ＡＤＬ）に見えてきます。この考え方は、日常生活に用いる動作や活動を分析して、障害の重さや回復の程度を測るために大変有用です。

しかし、身体障害と異なる精神障害の場合は、動作レベルだけでは障害が見えてきません。そこで手段的日常生活活動（ＩＡＤＬ）に注目することになります。たとえば、浴槽に入る動作はできても長いあいだ入浴しないので清潔が保てないとか、店で買い物はできるが一カ月の生活費をうまく制御できないとか、携帯電話が使えたとしても夜中に事務所に電話をするなど、目的をもった適切な活動を遂行する際に障害があらわれるのです。

能力障害が生じてしまう原因のひとつに、青年期に長期的な療養をしなければならないハンディがあります。社会で生きていくためには、さまざまな技能を身につけておく必要があります。たとえば、ネクタイの結び方、お化粧の仕方、デートの仕方、挨拶の流儀などです。こうした社会的技能が豊かであれば、ひどく重篤な障害をもっていても生きていけるし、社会的技能がなければ、障害が軽くても社会に適応しにくくなります。統合失調症のように思春期から青年期にかけて発症し、一〇年近くの療養期間を必要とした結果、仲間関係が閉ざされたままであると、社会的技能を学ぶ機会を失ってしまいます。

能力障害を呈するもうひとつの原因は、廃用症候群です。精神科病院に入院する前にはできていたことが、入院や入所を一〇年もの長さで続けていると、やらなくて済むために、できなくなってしまうのです。駅の自動改札、銀行のATMコーナーの使い方などがわからなくなるので、まるで宇宙人です。

食事の仕方も、時代が変わると様変わりしてしまいます。電子レンジ用の食材も病院の中には存在しません。援護寮という社会復帰施設で食事指導をしていたときの話ですが、冷凍食品のハンバーグに直接かみついた人、安いのでキャットフードを買いだめしてきた人など、何十年も世間から隔絶してきたための、悲しい笑い話はいくらでもあります。

一人では食事の用意ができないという中年男性Iさんがいました。普通なら、配食サービスをどのように取り入れるかを考えるところです。生活歴に関する情報を集めてみると、発病前の職業は調理師で、料理ができないわけではないのです。Iさんに聞いてみると、今日何を食べたらいいか決められないのだと言います。毎日が定まった病院給食を一〇年もの長いあいだ続けると、どんな料理を、どこで、誰と、どのように食べるのかという、食事の本質的な部分がわからなくなってしまいます。Iさんの場合は、一週間の献立を考える支援をしましたが、メニューを決めてあげるだけで、後の作業はすべて自分でやれたのでした。

「参加」の制約

「参加」の制約である社会的不利も、とりわけ精神障害の場合には大きな要素になります。むかし精神科患者であったと伝えただけで、あるいは精神障害をもつことを示す手帳を出しただけで、就職を断られたりアパートに入れなかったりするできごとは、現在でも続いています。また否定的ではなくても、「あたらずさわらず」の特別扱いという差別が頻繁にあります。精神障害をもつ方々がしてほしいことの第一にあげる項目は、「普通に扱ってほしい」なのです。

日本の『障害者白書』は、障壁（バリア）について、物理的な障壁、制度的な障壁、文化・情報の障壁、意識上の障壁に分けて記述しています。

精神障害の場合にも物理的な障壁は存在します。たとえば、薬物療法による喉の渇きに対して街なかに水飲み場が少ない、疲れやすいのにベンチもないのはけっこう困ります。街の案内がわかりにくいのも、認知行動障害をもつ人には困りものです。

制度的な障壁とは、障害者政策一般に加えて、障害領域間格差の話です。交通費補助や公的住居優先枠など、身体障害では配慮されていても、精神障害では認められないことが、いまでも多数残っています。障害者雇用義務の対象としても、いまだに精神障害は他の障害と制度上で差別されてしまいます。

精神障害をもつ人や精神疾患のために病院に通っていた人が殺人を犯すと、新聞一面に大きく報道されるのに、暴力団による殺人事件は扱いが小さいという傾向が、いまなお延々と残っています。読者がそうした記事を望むからなのでしょうか？　実際に生じている事実は、一般刑法犯の検挙人員年間三〇万人ほどのなかで、精神障害者と精神障害の疑いのある者をあわせた率は〇・九％（『犯罪白書』二〇一〇年）にすぎません。明らかに健常な人の方がこわいのです。

意識上の障壁は、おそらく最も意識しにくい差別感でしょう。理屈では平等を説いても、自分の生活にかかわってくるとなると、とたんに拒否的になることもよくある話です。欧米先進諸国でも事情は同じで、これを「ニンビー（NIMBY）——総論は賛成だけど私のそばには寄らないで（Not in my back yard）」と表現します。ところが日本では、精神障害そのものの問題よりも、その障害者が集団の内にいるのか外にいるのかという区別のほうが重視される要素であるように思えます。ある集団の仲間に入ってしまうと、精神障害はさほど問題にされないかもしれません。

内なる偏見を超えて

社会環境に存在する差別感は、解消しようとするとなかなか手ごわいものです。しかし、それ以上に注目すべきは、そうした社会にある差別感を、障害者自身がとりこんでしまって、本来できるはずのことをできないと縮こまっている現象です。これは「学習された無力感」あるいは「内なる偏見」と呼ばれています。私は個人的に「クララ症候群」と呼んでいます。クララは『アルプスの少女ハイジ』に出てくる車いすの少女のことです。ほんとうは歩けるのに、歩けないと思いこんでしまっていたのですが、ハイジの勇気に応えてクララも挑戦しました。丘の上で歩き出す感動的な場面は忘れられません。

病気や障害の実態を知り、内なる偏見を打ち破って、本来の能力をとりもどす作業こそがリハビリテーションなのです。

3　法律の整備

宇都宮病院事件

精神科におけるリハビリテーションが法的に位置づけられたのは、一九八三年に明るみに出た不幸な事件がきっかけでした。宇都宮《うつのみや》病院という精神病院内で、患者が看護職員に殺されたのです。

この病院の院長だった人物は、もともと内科診療所の医師でしたが、一九六一年に精神病院を開院し、政府の優遇策を追い風にして、一九七六年には八五二床にまで急速に拡大します。関東中の困難事例を断らずに受け入れるため、行政や警察とも共謀の関係ができてしまいます。事務長は元警察署長でした。脳研究の事例提供と非常勤医師の報酬によって、大学の精神科とも結びつきます。なんと常勤医は三名しかおらず、全体の人件費率は二六％にすぎないという儲け主義の経営です。精神疾患をもつ者をとりまく各界の、暗い本音がつめこまれた縮図がここにあったのです。

一九八三年四月に、食事の内容に不満をもらした患者が、看護職員に金属パイプで乱打され死亡してしまいます。同年一二月には、見舞いにきた知人に病院の現状を訴えた患者が、職員に殴られて翌日に死亡します。対立する医師グループが告発し、ついに新聞が報道するにいたりました。警察のその後の捜査によって、院内の不審な死は三年間で二〇〇例以上にものぼり、無資格者による臨床検査や遺体の剖検が日常的に行われていたことも判明しました。

精神保健法の改正

本事件を契機に、一九八七年に精神衛生法が改正され、精神保健法となりました。精神病院入院者の人権を守る側面に注目して、入院形態として、自傷他害のおそれのある場合に強制的に執行される措置入院、保護責任者（のちに保護者）との契約によって行われる医療保護入院、患者本人との契約によって行われる任意入院などが、細かな手続きをともなって整備されました。入退院の決定や隔離拘束の必要性を判定する精神保健指定医（それまでは精神衛生鑑定医）の業務や研修要件も規定されました。

表2　精神保健をめぐる法整備の歴史

	法律	主な内容
1900年(明治33)	**精神病者監護法**制定	私宅監置を法的に位置づける
1919年(大正8)	**精神病院法**制定	公立精神病院の設置
1950年(昭和25)	**精神衛生法**制定	私宅監置の廃止
1965年(昭和40)	同法改正	精神衛生センターなどの設置(1964年ライシャワー米国大使事件が促進)
1987年(昭和62)	**精神保健法**に改正	入院患者の人権擁護，社会復帰をかかげる(1983年宇都宮病院事件が契機)
1993年(平成5)	同法改正	グループホームなどの設置
	障害者基本法制定	精神障害者も「障害者」の一員に
1995年(平成7)	**精神保健福祉法**に改正	精神保健福祉手帳の交付
1999年(平成11)	同法改正	精神保健業務の一部を市町村に移す
2005年(平成17)	障害者自立支援法制定	身体障害・知的障害・精神障害が対等の規定に
2006年(平成18)	精神保健福祉法改正	一部削除，精神科救急の整備と退院促進

この法律改正のもうひとつの注目点は、法律の目的に「精神障害者の社会復帰」という表現がはじめてうたわれ、それに応じて社会復帰施設の設置等に関する規定が定められたことです。「精神の障害」という存在がはじめて法的に認められ、精神障害に対するリハビリテーションが正式に実施できることになったのです。

それまでの処遇は、怒るよりもあきれてしまいそうな規定で満ちあふれていました。精神障害者は公衆浴場に入ってはいけなかったし、精神病院以外の病院に入院することも認められず、優生保護法が生きていましたから、精神障害を理由に強制的な堕胎を行うことも可能だったのです。実際の処遇はかなり柔軟に運営されていたので、その実態にあわせた法律改正が長年なされてこなかったとも言えます。

宇都宮病院事件は、それまでの精神医療の負の側面を象徴する不幸な事件でしたが、これを機に、ようやく日本でもリハビリテーションを公的に位置づけた活動が始動することになりました(表2)。

改正の積み重ね

精神保健法はその後、一九九三年改正ではグループホームや社会復帰促進センターなどが規定され、一九九五年改正では精神保健福祉手帳の交付制度が新設されて、法律名も「精神保健及び精神障害者福祉に関する法律」(通称、精神保健福祉法)へと変わり、福祉法の性質が加わることになりました。社会復帰に関しては「自立と社会参加」という表現が加わります。一九九九年改正では、保護者の義務がわずかに軽減され、地域生活支援センターが制度に加えられます。三年後の二〇〇二年からは、精神障害者の支援も他の障害者と同様に、市町村が第一義的な責任を負うことも定められたのです。

一方で、一九九三年の障害者基本法において、精神障害者もはじめて障害者の仲間入りをすることができました。しかし、実際の福祉サービス提供が他の障害領域と平等な規定にいたるには、二〇〇五年の障害者自立支援法成立を待たなければなりませんでした。さらにその段階になっても、こんどは新たな福祉サービスに対する市町村の予算がないという理由で、相変わらず精神障害者に対する福祉サービスは貧困なままです。

なお二〇〇二年には、従来の「精神分裂病」という病名が「統合失調症」に変更されました。名称が作りだしてしまった誤解と偏見を少しでも解消したいという、家族会の強い希望に応えて、日本精神神経学会が日本語の呼称を変えたのです。同様の動きとして、「精神薄弱」は「知的障害」に、「痴呆」は「認知症」に、「らい」は「ハンセン病」へとそれぞれ変更されたことと重なります。表面上は名称を変えただけで実態は変わっていないのですが、実際にはその言葉に意味づけされた偏見が修正され、その時代の新たな意味がつけ加えられていきます。

二〇〇六年には法改正によって、一般診療科と同様の位置づけであることを強調して、精神病院の名称が「精神科病院」に改められました。本書でもこの時代以降のことには精神科病院という言葉を用います。しかし、一般病院に比べて人員配置が少なくてよいという精神科特例はいまにいたっても解消されていません。このままでは、どうしても「安かろう、悪かろう」医療の悪循環が生じてしまいます。

問題は残しつつも、「精神の障害」はようやく法的な存在として認められ、新たな挑戦がさまざまな土地で、さまざまな形でなされるようになるのです。

4　地域精神保健の実際——埼玉県での実践から

総合的な精神保健活動

一九八八年、私は東京の総合病院を離れ、埼玉県が新たにはじめるという一大計画の一員に加わりました。七〇〇万人県民を対象に、精神保健の一次予防から三次予防までのシステムを実現しようというのです。それまで準備してきた計画が、一九八七年の精神保健法改正によって、ようやく実行できるという時でした。精神科病院の臨床だけで勝負しても、治療できる人の数は限定されるし、医療の範囲でしか動けない不全感をさんざん感じていた私は、心いさんで参加しました。

医師が二〇人、看護師が八〇人、ソーシャルワーカーが二九人、心理士が一三人、作業療法士が六人、保健師が八人といった陣容で人が集まりました。臨床的な理想は、県内を五つくらいに分けて、建物も人員も分配するほうがよいのですが、存在をアピールし、対外交渉をするには、ひとつにまとまっているほうが有利です。建物も新たに建設され、埼玉県立精神保健総合センターと名づけられました。一次予防は主に精神保健福祉センター部門がになない、二次予防は診療部門が行い、三次予防は社会復帰部門にまかされました(図4)。この三次予防が直接リハビリテーションにかかわる分野です。

ちなみに、日本で最初に精神衛生センターが開設されたのはこの埼玉県で、一九六五年のことでした。全国精神衛生センター所長会会長も長く務めた渡《と》嘉《か》敷《しき》暁《さとる》は、一〇年もの長きにわたって県庁内の理解者を増やし、県行政の長期計画に精神保健を反映させてきました。一方で精神科病院協会や保健所長会などとの調整を重ねて、建設が決定したあとも、地元の反対運動に対してていねいに対応してきた成果がこの総合センターでした。

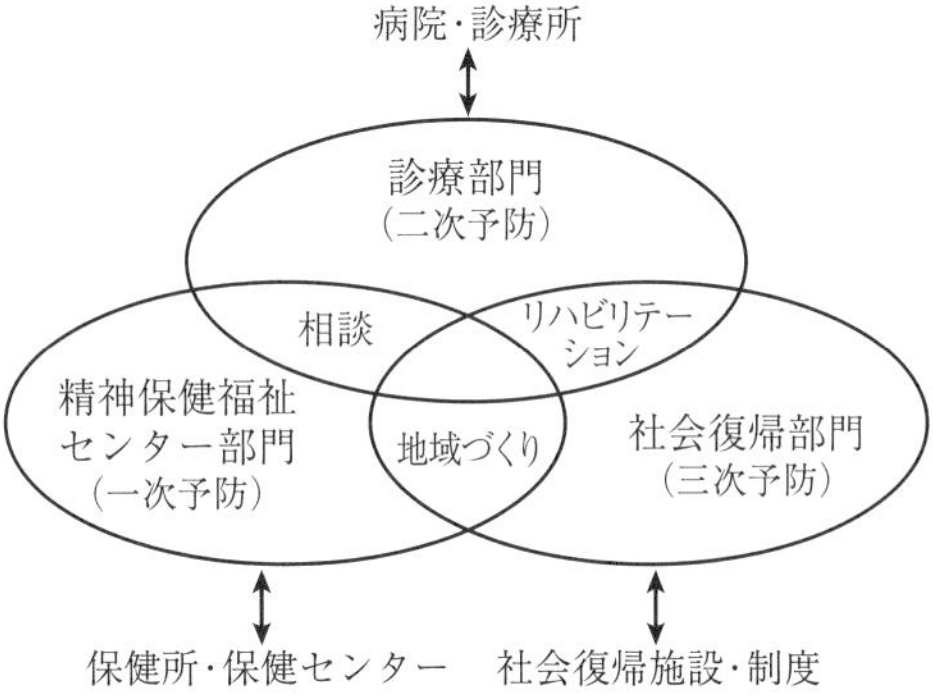

図4　地域全体を対象とした精神保健

一次予防

リハビリテーションに急ぎたいところですが、一次予防・二次予防があってのトータルなシステムですので、駆け足で紹介します。

一次予防とは、病気にならないようにする対策のことです。いまでこそ統合失調症も発症予防の体制整備が議論される時代になりましたが、当時は二次予防や三次予防につなげる活動が中心となりました。医療へのアクセス改善や、福祉資源への連結などが焦点となります。

私が担当する保健所に朝の一〇時に着くと、地域の対人サービス関係者が集まっています。互いの自己紹介ののち、一人がこのところ困っている事例について提示し、ホワイトボードなどを活用し、みなで見立て(アセスメント)をします。状況が判明したところで、これからの手立て(プランニング)を検討して、具体的な役割分担へとつなぎます。おわって昼食の食卓を囲むこともネットワーク形成には重要な作業です。午後は、保健師や家庭児童相談員の事例に助言したり、地域の家庭や機関を訪問したりします。

一九九九年の法律改正で、精神保健業務の一部を市町村に三年後に移管することが決まったときから、特別チームが組まれました。各市町村の状況を分析して、どこの誰を支援することで、その市町村が精神保健にとりくむことができるようになるのかを検討しては、計画的に介入しました。

私の場合は、精神障害と言うと拒否的になる市町村保健師たちを対象に、身体疾患でも何でも、困っている事例の相談にのりました。その過程で、あらゆる事例において精神的な支援や関係者の調整が必要であることに気がつきますので、それこそが精神保健だと伝えました。これとは別に、市町村の行政職を対象にした職場のメンタルヘルス活動を行い、他人だけの問題ではないと伝える作戦も有効でした。

その結果、埼玉県の場合は、実際に業務移管がはじまった二〇〇一年の段階では、三分の一の市町村が精神保健福祉士を直接雇用するなど体制を整えていました。全国的には、いまだに市町村に移管できず、県の保健所が精神保健を実質的に支えているところも残っています。

二次予防

二次予防とは、病気や不健康を早く発見して早く治療することによって、さらなる悪化を防ぐことです。実際には相談や医療の体制を整備することになります。

精神保健相談は、医療保険の枠ではできない領域に手を広げることができます。当時は、児童思春期の精神保健については、県内のどこに行っても対応する場がありませんでした。不登校や引きこもりの相談先も皆無でした。アルコール症や覚せい剤に関する相談先も実に限られていました。本人が精神科を受診する以前では、家族の苦しみは医療の場で相談にのってもらえません。精神科にかかったからといって、家族の悩みは消えません。企業など産業現場で生ずる問題も、医療保険の枠組みでは相談先がありません。

こうしたひとつひとつの領域において、利用者と話しあい、既存の福祉資源を強化したり、とりあえず総合センターの相談を活用したり、地域に相談先を増やすなど地道な活動を重ねました。

たとえば、学校保健を支えるために、養護教諭の会や家庭児童相談員たちとの勉強会を開いたり、生活保護にたずさわるケースワーカーたちとの事例検討会や、精神障害者を雇って対応に困っている事業所や、それを指導するハローワーク職員への助言を行ったり……。

どのような場合に急いで、どこの医療機関を、どのような手段で利用するべきか。どのような場合は、家族をはじめ関係者が、どのように様子を見ていくべきか、誰と連携をとっておくべきか。今後はどの方向にシステムを改善するべきか、といった工夫を積み重ねるのです。一般論ではなくて、実際の事例のある話ですからそれぞれ切実な検討会です。

処遇困難事例

診療部門の医療活動は、一般の精神科病院では対応が難しい事例を対象に、紹介を受けて診療し、再び地域に返すというコンセプトで運営されました。そのために身体合併症を治療できる病棟とスタッフ、アルコール症や薬物依存に対する専門病棟も設けました。現在では、児童思春期病棟や触法者に対する医療観察病棟がつけ加わっています。

当時は「処遇困難事例」と銘をうって引き受けたのですが、実際には、積み重なった薬物の副作用とか、情報不足による診断の誤り、家族関係の絡みあい、治療関係者への不信感などが阻害要因になっている事例がほとんどでした。「困難事例」とは、患者本人とその環境との関係性のなかで成立する事態なのだと知らされます。イギリスでは「複雑性の高い事例」と呼びます。

大変なエピソードや武勇伝も数えきれないほどあり、十分に訓練を受けた多職種の職員が数の上でもそろっていないとできない診療活動です。

処遇困難事例をめぐる重要な点は、「まったく解決できない」と無力感にひしがれるのではなく、人と建物と工夫があれば、「あらゆる事例は何とかなるのだ」という体験が職員に共有されることでしょう。こうした信念の実現を経験した医師や看護師は、その後の転勤で全国に散らばりますが、人材育成の側面でも意義は大きいと思います。

三次予防

三次予防は社会復帰部門が引き受けました。三次予防とは、すでに病気のために療養生活を送っていた人が、それ以上の障害を増やさないように、本来ののぞむべき生活を追求するための活動です。リハビリテーションとほぼ同じ意味になります。

社会復帰部門では、通いで活動するデイケア施設で、対人関係に焦点をおいた生活訓練と、就労達成を目標にした作業訓練の二つを、泊まり込みの援護寮（現在では、宿泊型自立訓練施設にあたる)では宿泊訓練を行いました。いずれも通過施設として位置づけ、デイケアは二年間、援護寮は一年間に利用期間を限定しました。まるで学校のように、達成目標を定めて卒業する方式です。

かかっている精神科医療機関の主治医を変更せずに、リハビリテーションの部分だけを引き受けるようにし、住所地を担当する保健所が当センター利用の窓口となりました。医療機関の医師や地域の保健師とデイケアのスタッフが、その利用者のことを話しあうことができるように配慮したのです。リハビリテーション活動とは、関係するあらゆる人々への啓発活動でもあると考えていました。

とは言っても、実際にどのように精神障害者に対するリハビリテーション活動を実現していいのか、スタッフ全員がほとんど見当もつきませんでした。幸い、この施設の建設のために前倒しで人員が採用されていました。準備室では、開所後の運営方法について、各担当者が文章による提案をして、全員参加の会議で「運営マニュアル」を決定していく手続きを踏みました。大変な作業でしたが、そのために世界レベルでの最新の知見をもとにした活動が検討され、しかもそれらがマニュアルとして共有されたのです。当然に実務が開始されたのちのチームワークは見事でした。

机や椅子といった備品や図書、巨大な放射線機器から虫ピンまで、あらゆる物品購入を提案して決定する事務仕事も行いました。臨床活動をする際に、部屋や物の構造を自分たちが制御できることは大切であると学びました。少なくとも、臨床業務が開始されたのちに、物やシステムに不備を感じても、みなで決めたのですから文句が言えません。

5　具体的なリハビリテーション活動

デイケア

Ｊさんは一八歳の女性ですが、見た目はまるで小学生のようです。小学六年生のときに、突然口をきかなくなり、学校にも行けなくなってしまいました。数少ない小児専門の精神科治療施設に入院して、院内学級を使って小学校を卒業しました。一人でぶらぶら歩きながら、にやにや笑っています。自転車を全力でこいで、曲がり角でも減速しないのは心配です。一応話は通じるのですが、どこまで納得しているのか、伝わっている気がしません。中学も行ったり行かなかったりのまま卒業してしまいました。若年発症の統合失調症と診断されました。大企業に勤めている父親と、Ｊさんにかかりきりの母親との夫婦関係も、どうやら危機的な状況のようです。

新しい抗精神病薬でも幻聴などの陽性症状を完全に治められなかったのですが、それよりも日常生活がほとんどできていないことが問題でした。生きていくためには、症状をまったくなくすまで徹底して入院治療するよりも、日常生活上の技能を身につけるほうが大切です。通いで社会生活のためのトレーニングをするデイケアを利用することにしました。

まずは電車を使って一人でデイケアまでたどりつく練習です。それまでは母親が四六時中つきそっていたからです。そう決まってからも、母親は最初のうち後ろからそっと見守っていました。お金の使い方も学びました。とりあえず一日ごとに母親からもらうのですが、帰りには道草をして買い食いをするようになりました。けっこう新しい発見に興味をもつこともわかりました。女の子らしいおしゃれにも気が引かれていました。

対人交流はずいぶん進歩しました。デイケアでは朝夕にメンバー全員で話しあいや情報交換をしますが、Ｊさんはぶっきらぼうでも意味のある発言をしています。活動プログラムは前月に話しあって決めて、参加も選択制にしています。さすがに座談会などは避けますが、料理や音楽には好んで参加していました。病気や障害についての学習会、社会制度の利用法講座、社会生活技能訓練などは全員参加ですが、その場にいることができました。活動にとりくんでいるときは幻聴も消えているようです。

みなで行う宿泊旅行もこなせたし、アルバイト体験にも出てみました。簡単な指示と見守りのケアがあると十分に暮らしていけそうです。二〇歳の成人式には着物を着て、親子三人で写真を撮ったと、うれしそうに見せてくれました。いまは通信制の高校に所属しているそうです。

デイケアの意義と「限界」

医療機関で行うデイケアは一九七四年という早い時期から診療報酬化されていましたが、リハビリテーションは一連の流れですから、デイケア単独では有効性も弱く、なかなか広がりませんでした。本格的な普及は一九八七年の精神保健法改正以降のことで、いまや全国で一〇〇〇カ所を越え、利用者は一〇万人近くを数えます。一九七〇年代の保健所社会復帰相談支援事業(保健所デイケア)、一九八〇年代の共同作業所の時代に続き、いまや精神科リハビリテーションの主要な場になっています。日中の六時間を超えて、夕食のサービスも含む一〇時間のデイナイトケアも一九九四年から認められています。

精神科デイケアの活動は、それまでの医療とは異なって、多職種協働チームによる多様な心理社会的治療を実現することができますし、病院から地域生活に展開する結節点となって、さらに障害者自身も運営に主体的になれる場であるという点が有意義です。ただし、延々と何年にもわたってデイケアだけに通わせるとしたら、当事者の人生を阻害する場になってしまうかもしれません。仲間が集まって自主的に運営することを目的とするならば、セルフヘルプグループ活動のほうが有効でしょう。

宿泊型自立訓練

五〇歳男性のKさんは、母子家庭に育ちました。変調をきたしたのは、その母が亡くなって、まじめに自動車工場で働いていた二〇歳代後半のころでした。自分に語りかける声があって、それに答えているうちに、まわりが変な顔で自分を見るので、喧嘩になってしまいました。警察でもずいぶんおかしなことを言ったらしくて、精神病院に連れていかれました。そのまま入院となり、いつの間にか二〇年の月日がたってしまいました。会社は入院中に退職となりました。法による強制的な措置入院でしたから医療費はかかりません。途中からは障害年金ももらえるようになって、本人が同意する任意入院に変わったのですが、病棟は相変わらず閉鎖病棟で、日常生活も変わりありません。Kさんには遠い親戚しかなく、真剣に世話してくれる人などいそうもありません。

このまま精神病院で一生を終えようと覚悟していたのですが、同じような境遇の同室者が援護寮に退院したと聞いて、少し興味をもちました。病院のソーシャルワーカーに聞いてみると、新しくできた施設だそうで、ゆくゆくはアパートにも移れる可能性があると言います。ソーシャルワーカーに連れられて、おそるおそる見学に行きました。自分で食事を用意するとか、一人部屋とかいうのが心配になりました。でも勇気をもって試しの一泊からはじめ、結局一週間をすごすことができました。

主治医とも相談して退院を決めました。でも退院して援護寮の一人部屋にいると、ほんとに心細くなって、先もまったくないように思えて、死ぬことばかりを数日考えていました。眠れない夜中に話を聞いてくれたのはソーシャルワーカーでした。食事作りもアパート探しも、順序良くやればいいし、できないことは手伝ってくれると聞いて安心しました。

入院していた二〇年のあいだに、生活様式も前とはずいぶん違っていてとまどいます。障害年金や精神保健福祉手帳、図書館や公民館など、社会制度の利用法講座などもありましたが、セルフヘルプ活動の会合に出たり、仲間と旅行に行ったりしているうちになじんできました。心配していた食事の準備は、ずいぶん便利な材料や機器がでてきていて助かりました。献立から買い物、皿洗いからごみ出しまで、一連の作業も順をおって説明してもらえたので、何とかなりそうです。

アパートへ

援護寮での生活も順調なＫさん、次はいよいよアパート生活に挑戦です。アパート探しは、探し方講座もありましたし、担当のソーシャルワーカーが個別相談にのってくれて、何とか自分で探せました。保証人になってくれる親戚もいないので、少しお金がかかりますが保証人組合を使いました。仕事もしたかったのですが、地域の一人暮らしと就職とにいっぺんに挑戦しないほうがいいとの助言がありましたので、そうするつもりです。当面は障害年金と生活保護で生計を立てます。

麻雀仲間もできたし、実はガールフレンドもできたのです。新入寮者を指導する役をやっているうちに知りあいました。これからも真剣につきあうつもりですが、いまのところ同居する予定はありません。少し離れたところに住みながら通い婚で様子をみようと思っています。再発して、また病院に戻るのはお互いにこりごりです。

アパート生活では、息を抜ける住居と訓練場面を分離することが大切です。訓練場面が付属する住居は、「居住」の場でなく「施設」になってしまい、利用者の自主性を阻害しがちなのです。また、日本では住居は自助努力の対象に位置づけられるため、精神障害者が申し込める公的住居はきわめて限られています。そのことが精神科病院の病床数を減らせない問題の背景にもなっています。

働きたい

L君はもう一〇回も仕事を変わっています。統合失調症の病気は安定したのですが、仕事をすることに焦っては失敗して、もう三〇歳になりました。スーパーマーケットの品卸しやレストランなどに雇われることまではできるのですが、仕事場で焦ってしまうのか、二、三日で失敗し、それで自分から辞めてしまうパターンでした。

あらためて就労能力を向上させたいと、デイケアの就労訓練コースを選びました。遊びを含めたゆとりをとりもどす生活や、相談できる仲間づくりからとりくみました。タイムカードなどを利用して、遅刻欠席などにも注目します。木工や陶芸、組み立て作業などをとおして、得意な部分と苦手な部分を共有します。あらためて何のために仕事をしたいのかも確認されます。

「仕事をしたい」という言葉の裏には実に多様な思いが込められているので、その本音にあわせた支援でないとすれ違ってしまいます。生活費を稼ぎたい、趣味のお金が欲しい、家族を見返したい、結婚したい、病気が治ったのを証明したい、暇な時間をつぶしたいなどさまざまです。二〇歳代では人生経験を増やすことを目標にするでしょうが、四〇歳代ではともかく金を稼ぐことが中心になります。その希望によっては、障害年金に関する助言、疾病教育、仲間づくりなどのプログラムと連動します。

盆と暮れには、スタッフがデパートの配送センターで全日一〇人分のアルバイト契約をとってきて、それぞれのメンバーが自分で挑戦する時間だけ働いてみる就労体験プログラムを作りました。もうすぐ就労予定の人は八時間で五日間とか、最低では試しに一時間を三日間とか、担当者と相談して決定します。「月収二〇万円でなければ働かない」と主張していた人が、時給七〇〇円を稼ぐことの大変さに音をあげて、現実的な目標に変えます。一方、「とても働けない」としり込みをしていた女性の場合は、パートで得たお金で同居の姪にお土産を買ってあげてから、家の中での立場がすっかり変わり、それに気をよくして就労コースに所属を変更しました。

L君はクリーニング店に勤めました。そこに職場訪問した職員の支援が加わります。スチームで暑い現場では、強制的に一時間ごとの休憩が入ります。それに助けられ八時間がすごせて、約束の二週間を勤めあげたのです。この事例から学んだことは、八時間仕事を持続する力をつけるよりも、うまく休むと八時間働けるという事実です。考えてみれば、誰もが八時間を緊張して働き続けていないのです。だから、休みながら働くことをトレーニングするべきであり、うまく休めないようであれば、環境側が休みを作るような職場を選ぶといい、という発見でした。L君は、それから三カ月間に設定した社会適応訓練事業の期間を無事に過ごし、とうとう三年間勤めて別のクリーニング店に就職したそうです。その折にはハローワークのサービスを利用しました。

職業リハビリテーション

精神分析療法の創始者であるフロイトは、「人生の目的は何か?」という記者の質問に対して、「愛することと働くこと」と答えたそうです。精神障害のある人々に将来の希望を聞くと、「仕事に就くこと」と「結婚すること」という答えが圧倒的に多いのです。仕事も愛も、誰にとっても権利であり、誰からも止められるべきものではありません。あるいは逆に、だからといって義務でもないのです。

職業リハビリテーションあるいは就労支援は、このところ急速に発展しています。経済的な成長が鈍り、社会保障費の増額が避けられない社会となり、障害者にも生産的活動が期待されているわけです。しかし、本当に大切にしたいリハビリテーションの価値観は、障害のある方々自身が人生を選ぶ際に、可能な限り選択肢を広げることであって、社会が望む人に育て上げることではありません。

もともとリハビリテーション活動自体は、経済活動と密接に結びついています。第一次世界大戦で経済的に疲弊した各国では、負傷者のうち軽傷の者から、仕事の場に復帰させる工夫が求められました。そこで生まれた技術が機能回復訓練であり、身体的リハビリテーションの体系です。リハビリテーションの目的には、経済的戦線への復帰が誕生の当初から想定されていたのです。仕事ができそうな軽い障害者を対象にした職業リハビリテーションからはじまり、それを実現するための身体的訓練や生活訓練が工夫され、次第に重症者にも広がってきたという歴史です。

精神障害者のリハビテーションについては、一九四三年にアメリカ合衆国の職業リハビリテーション法が改正された際に、精神障害も対象に加えられたのがはじまりです。第二次世界大戦で戦争神経症が多発して、その人々の社会復帰が大きな課題となったのです。

初期の活動は「職業訓練」と呼ばれて、焦点は作業能力を長期にわたって養成することにおかれました。精神科では、病院内に内職仕事をもち込んで院内作業所を用意しました。病院内の給食や営繕の仕事も訓練の機会とすることができます。ただし、こうした仕事で得られるべき賃金を患者に支払わなかった問題は、患者搾取として社会問題となりました。巻き添えをくったかっこうで、作業療法士の国家資格化をめぐって、反対意見の理由にされてしまった時代もありました。本来、作業療法の「作業」は、必ずしも仕事でなく、広く人間の諸活動を意味しています。

入院を続けながら地域の協力事業所に働きに行くという「外勤」も工夫されました。対する院内作業は「内勤」と呼ばれました。一種のボランティア扱いですから労働基準法とは関係なく、謝金は最低賃金の半分にも満たない額であることが一般的でした。しかし、こうした形で精神障害者に慣れた事業所は、のちに保健所を窓口とした社会適応訓練事業(いわゆる職親制度)の協力事業所となりました。

援助つき就労

就労支援の第二段階では、援助つき就労という戦略を採用して、一般就労につなげる道を模索しました。従来は前職業訓練として、長いあいだ基礎的な作業活動を積み重ねていたのですが、この方式では就労できずに年ばかりをとってしまう結果になります。そこで、訓練してから就労するのではなく、就労してからその場で訓練する方式に転じたのです。考えてみれば、われわれも学校卒業時にはほとんど何もできなかったのに、仕事場で仕込まれながら職業人として成長してきました。障害者だけが「できあがった者でなければ就労できない」と言われるのは不当かもしれません。

就労した場で支援する工夫として、試しに就労してみて数カ月後に結論を出すというトライアル雇用制度、グループでその仕事に責任をもつ「エンクレーブ方式」、就労からしばらくのあいだ、障害者と事業主の間に入って職場で調整してくれる職場適応援助者(ジョブコーチ)制度など、日本でもさまざまな形が試行され、順次に制度化されています。

就労を目指して、具体的な目標を設定し、いまの能力のどの部分を伸ばすべきか、計画的にトレーニングします。複数の支援ルートを活用しながら就職活動を開始し、職を得て、就職後の最初の時期に集中的に支援を受けます。職業生活が安定したのちにも、困った際の相談相手や余暇の活用など、仕事を続けるための工夫も重要です。精神障害者の場合は一般に、就職する段階よりも、職場に定着するまでの段階に課題が残っています。

訓練すべきは作業能力よりも職業生活能力です。つまり、指示された場所に行って、指示された作業をこなし、同僚たちと適応して、余暇に休息を確保できるといった能力が基本です。そのためには日常生活が安定していなければならないし、そのために病気や障害と上手につきあっている段階に達していなければなりません。この段階では、労働側の支援者である公共職業安定所（ハローワーク）職員や、地域障害者職業センターに勤務する障害者職業カウンセラーたちと、連携することが早道です。医療保健福祉側の専門職は、具体的な就労支援の技術や実際の雇用状況をそれほど知っているわけではないし、労働側の専門職は、いまひとつ精神障害のことを詳しく心得ていないのですから、両者が連携しない限り、「障害者の就労支援」は完結しないのです。

新たな就労支援

埼玉県の総合センターにおける就労実績はとても良好で、精神障害をもつ方々がこれほどできるものかと驚いてしまうほどでした。デイケアは二年間、援護寮は一年間のリハビリテーションを終えた時点で、一四三例中、一般就労にたどりついた者は四二・五％にのぼりました。労働時間を問わず、最低賃金を越えている条件で、一カ月以上続いた者を一般就労と定義した数字です。就労できた群とできなかった群との違いは、精神障害の重篤度や以前の入院期間と一切関係なく、本気で仕事をしようとする意欲や、生活上の体力、作業環境への適応性などの項目で有意差が出ました。

就労支援の第三段階は現在まで続く流れで、ひとつは認知行動障害が注目されています。以前から、就労予後の予測においては、「それまでの就労歴」が一番正確な評価項目だと言われてきましたが、最新の研究では、「認知行動障害の程度」が就労予後に関係しているとわかってきました。そこで近年は、パソコンでゲーム形式に構成した認知リハビリテーションを、プログラムに加えるデイケアがあらわれてきています。

もうひとつは、就労結果よりも、そのことをとおして自分の人生をとりもどそうとするリカバリーの視点を大切にするアプローチです。そこでは、障害の重さにこだわることなく、個別性を重視して、迅速に就労支援を展開することを旨としています。リカバリーについては第6章でふれます。

高齢者・障害者雇用支援機構が二〇〇〇年に実施した事業所調査によると、精神障害者を実際に雇用した事業所の四割では、ことさら問題を感じていません。あえて問題とするならば、基礎体力や労働習慣よりも、とっさの事態に対する判断とか、精神的なタフさにあらわれるようです。二〇〇六年からは、障害者雇用率の算定に精神障害者も加えることができるようになって、就職数などが統計記録に載りますが、年をおって増加しています。いまでは、ハローワークをとおして就職した障害者数の四分の一は精神障害者がしめる時代に入りました。

家族の苦労

障害者はふだんから長くつきあう家族に、自分の障害のことを理解してもらいたいと願っています。ですから私たちは、家族は重要な支援チームの一員であると考え、最新の情報を伝えるようにしています。一方で、家族は障害者を抱えて、経済的にも心理的にも、多大な心労を感じています。家族は切実な状態にあり、支援の対象でもあるのです。

二〇一〇年に全国精神保健福祉会連合会（精神障害者家族会の全国組織、愛称「みんなねっと」）の出した報告書によると、家族の苦労は次のように整理されます。すなわち、①症状悪化時に必要な支援がない、②困ったときに問題解決してくれる場がない、③回復に向けた専門家の働きかけがなく家族まかせ、④利用者中心の医療になっていない、⑤情報を得られず困った経験をもつ、⑥家族は身体的・精神的健康への不安を抱える、⑦仕事を辞めて経済的な負担を感じている、というものです。

そのむかし、第二次世界大戦直後にフリーダ・フロム＝ライヒマンが「分裂病をつくる母」と呼び、家族全体の病理が注目されたこともありました。家族全体に病理があるように見える現象は、いまでは、慢性疾患や各種の障害児者を抱えた家族が、一般の家族とは異なった適応をせざるを得なかったために生じたと理解されています。つまり、家族が精神疾患の原因となることはないのですが、精神疾患の経過に対して家族は互いに影響をおよぼしあう、ととらえられています。

一九六〇年代のイギリスの研究によって、家族のもとに退院した場合に、高い頻度で再発を生ずる群と、ほとんど再発しない群に分かれる現象から、再発を誘う家族の「高い感情表出」が注目されました。そうした家族の特徴は、患者に対して批判的であり、盛んに非難するか、あるいは逆に過度に賞賛したり、自己犠牲に陥ったりしています。

のちに、こうした家族のゆがみは、固定しているのではないことがわかってきます。そうした家族は、十分な情報が与えられておらず、家族自身が支援を要する状態でした。そこで、一九八〇年代のアメリカ合衆国において、家族に対する心理教育が工夫されました。対象はひと組であったり複数であったりしますが、家族に対して、疾病と治療、障害とリハビリテーション、薬物療法や社会資源について、家族の心理的状況に十分に配慮しながら伝えるプログラムです。

家族どうしのつながり

埼玉県の総合センター診療部門では、数家族を対象に、六回を一クールとして、医師や看護師などの多職種がそろって情報を伝えます。家族どうしの経験交流も重視します。社会復帰部門では、毎月第三土曜日にデイケア利用者の家族が集まる機会をつくりました。各職種が専門的な事柄をわかりやすく話す体験は、専門職にとっても貴重で、あらためて勉強する機会となりました。実は、関係者の感情表出が高いために再発を起こす現象は、長い時間をともにすごす住居サービスを提供する専門職との関係でもあらわれるのです。そして家族と同様に、心理教育が感情表出を低下させてくれることもわかっています。

一人の母親は、「私は子どもの発症以来一〇年ものあいだ、育て方を失敗したと信じていたが、はじめて脳の神経伝達物質の問題だとわかってほっとした。だから今日はドーパミン記念日と名づけたい」と発言して印象的でした。

当時私は、「知りあった家族どうしがカレーでも作って親交を深めたらどうか」と提案していましたが、実際にそうして新しい家族会を結成したうえで、家族が家族に行う心理教育を実践している方々もあらわれました。

いまや、精神障害であっても、統合失調症、気分障害、引きこもり、摂食障害、各種依存症、認知症など、多様な家族会ができています。身体疾患や知的障害なども含めた、あらゆる家族会が集まって、二〇一〇年に日本ケアラー連盟を結成しています。

ケースマネジメント

リハビリテーション活動は、一人ひとり人生の異なる利用者をめぐって、担当者を定め、これまでの経過といまの状態を聞き、これからの希望や達成したい目標を共有して、多機関の多様な職種の方々と調整しながら、一連の過程を実行していきます。ていねいにやろうとした結果、ひとつの業務形態ができました。

実行しはじめてすぐに、それを先進諸国ではケースマネジメントと呼んでいると聞きました。具体的に教えてくれる人もほとんどいないので、私は、ケースマネジメントに限らず、就労支援も、家族心理教育も、英語の本で勉強しました。世界的な規模で、自分だけでない共通の悩みの歴史があり、それにめげない解決策の工夫があることを知ると、ずいぶん元気になるものです。

ケースマネジメントの第一人者であるデイビッド・マクスリーの総合的な定義では、「多様なニーズをもった人々が、自分の機能を最大限に発揮して、健康にすごすことを目的として、公式非公式の支援ネットワークを組織し調整し維持することを計画的に実施する人やチームの活動」です。

ケースマネジメントは、脱施設化にともなって精神障害者たちが街に出た一九七〇年代のアメリカ合衆国で、地域生活支援の中心的な方法論として工夫されました。医療保健福祉という対人サービスに経営学の技法を応用した、と位置づけることも可能でしょう。のちにイギリスにわたってケアマネジメントと呼ばれます。日本にはイギリスの呼称が導入されたので、こちらが知られています。

ケースマネジャーの役割

家を建てるときには、大工や内装職人など多様な専門職を結びつける窓口である営業職が、いわばケースマネジャーです。海外旅行などでは、宿や飛行機など必要なサービスをまとめて、ときに添乗することもあるパッケージ旅行も、ケースマネジメントです。ケースマネジャーは、自分では音をひとつも出さないのに、すべてに責任をもつオーケストラの指揮者のように機能します。

総合センターの社会復帰部門を利用したい人は、まず家族とともに見学します。その折に、病気や治療の現状を相談したうえで、当面の手続きなどを聞きます。試験利用の最初から担当者は固定しており、通所の交通手段や金銭から友人づくりまで、すべての相談にのります。スタッフは現況を整理し、リハビリテーション計画を立てて、多職種で構成される会議に臨みます。会議を通過すると利用が開始されますが、六カ月ごとにリハビリテーション計画の見直し会議が開かれます。修了時も、到達度をふりかえり、これからの支援計画を確認する修了会議が開かれます。この間ずっと個別担当者は変わりません。

これを全例で検討するのですから大変で、水曜日は朝から晩まで会議でした。しかし、そのことで利用者のすべてについて、職員の誰もが生活目標と訓練課題を心得ていることになりました。

ケースマネジメントは、リハビリテーション場面ばかりでなく、地域保健など多くの場面で活用可能であると感じました。有志で勉強会を結成し、互いに事例を検討しながら、日本で応用する工夫を重ねました。

その後、制度上は二〇〇〇年に施行された介護保険法においてケアマネジメントが採用され、介護支援専門員（ケアマネジャー）がおかれました。障害者に対しては、二〇〇六年から障害者自立支援法にもとづく相談支援専門員が活動しています。いまでは日本の医療保健福祉のほとんどのサービスでケアマネジメントの形式が想定されています。

地域生活支援の定着

ふりかえりますと一九九〇年代は、一九八七年の精神保健法改正にともなって、精神障害リハビリテーションが一斉に花開いた時期でした。その前史として、一九八一年の国連による国際障害者年と、続く「国連・障害者の十年」の活動が大きく影響したことも見逃せません。

いつの間にか、病院や施設におけるリハビリテーションよりも、「地域生活支援」という言葉で語られることのほうが多くなりました。あるいは、精神障害だけに限定することなく、他の障害とともに語られるようにもなりました。精神障害者自身が交流の場に登場したことによって、精神障害をめぐる理解は急速に改善しているようです。

第5章

世界では、いま

── 精神疾患はどうとらえられているか ──

1 世界放浪から学んだこと

精神保健見学ツアー

「ドクター野中、今度はどこへ行きますか?」と、セントジョン夫妻が話しかける。サンフランシスコのコーヒー店は、まぶしいほどの光のなかです。ひとつの精神保健見学ツアーが最終日を迎えていました。私は、「東海岸を代表するボストンの仕組みも見ておきたいね」と答えます。こんな調子で次のツアーが決まりました。

セントジョン夫妻は、ボランティア団体に所属していて、はじめはアメリカ合衆国のホームレスの人々を支援していました。夫のウェンデルは教師、妻のシャーリーは心理学を修めていました。そして、ホームレスのなかに多くの精神障害者がいることを知って、精神保健の活動に転じます。

たまたま日本に派遣され、都立松沢病院の医局で英語を教えていた際に、日本では精神障害者がいまだに多くの精神科病院のなかに閉じ込められ、専門職こそが無力感に打ちひしがれていることに気づきました。そこで有効な手は、精神保健にたずさわる日本の専門職たちを、世界の最先端の活動にふれさせることだと考え、戦略を定めたのです。

最初のツアーは、当時の松沢病院院長秋元波留夫《あきもとはるお》を団長として、ニューヨークの自助組織（後述のファウンティンハウス）に向かいました。その後、アメリカ合衆国やヨーロッパを中心に、精神障害者の地域生活支援やアルコール症治療をテーマに、十数回のツアーが組まれました。

日本側エージェントの一人である私の役割は、自分が見たいこと知りたいことを企画して、日本人参加者をつのることです。セントジョン夫妻は、先方と交渉して、見学プログラムを調整し、観光まで加えてくれます。このツアーを始めた一九九〇年当時の日本は、バブル経済が下降へと転じる直前で、経済的な豊かさはあるものの、文化的には先進諸国と相当の差があることを知ってしまった時代でした。しかし具体的な活動となると、精神保健領域でも、うわさ話の断片や英語論文での概略のみで、なかなかその中身が紹介されなかったのです。

セントジョン夫妻と私とのコンビは当たりました。いま活躍する日本の精神保健活動も、その原点を探ると、こうした先進諸国の見学や交流からヒントを得ている場合がけっこうあります。国境を越えて、人から人へ影響する瞬間を間近に感じてきました。人の心は理屈よりも体験することで容易に変わることを実感しました。

この章では、さまざまな国や文化における精神疾患のとらえ方や対応の仕方に注目して、心の病を少し広い視野でとらえてみます。とはいえ、紹介するのは私の個人的な体験や見聞に基づいてのことですが……。

発展途上国から学ぶ

私は学生時代に山岳部に所属していたので、最初の海外旅行は一九七七年にマッキンレー山に登るためでしたし、次はヒマラヤ遠征という次第でした。イスラマバードから日本には帰らず、陸路を西に向かって、しばらく世界を放浪していました。その間、自分に精神科医などという大それた仕事が務まるのだろうか、あるいは当時つきあっていた女性との結婚を引き受けられるのか、あとから思えばそんなことを深く悩んでいたようです。自分一人を制御できないのに他の人を支えられるのか、荷物ひとつであえいでいる自分が伴侶を背負うことができるのか、遠征と放浪のあいだに自分のことばかり考えていました。

発展途上国でも、大都会にはほとんど大きな精神病院があって、住民の誰もが場所を知っています。多くは郊外にあるので、バスなどを乗り継いで出かけて行きました。

ネパール唯一の精神病院が丘の上に建っています。入院でも自炊なので、まわりでは患者の家族が食事を煮炊きしています。最新式の治療機械というのを見せてもらうと、日本製の電気ショック療法セットでした。高価な抗精神病薬が買えない人々にとって、確かに有効な方法かもしれません。

インドのアグラ精神病院では、若い精神科医が熱心に案内してくれました。敷地内に築かれた小山で男女の居住スペースが分けられており、カーストごとに病棟の構造が違います。窓の鉄格子は、患者が逃げることを防止するのではなく、泥棒対策なのだと聞きました。精神病院に入院できるのが裕福さの証明のように位置づけられています。

ナイロビでは、広大な敷地のなかで制服を着た患者たちが寄り集まっている様子を見ながら事務所を訪ね、見学を希望して断られ、再び構内を散策しながら帰途につきました。制服は部族ごとに定められています。近代文明を受け入れたキクユ族の人々が多いのですが、文明化を拒否したマサイ族の人々は精神病院にもいません。

精神科の医療機関があればいいほうで、中国のウイグル自治区には一切の精神病床がありません。ウルムチには漢族のための精神科診療所がありました。カンボジアでは精神科医が全土でしばらく皆無になっていました。知識階級が大量虐殺された後遺症でもあります。最もストレスの高い生活を送っている地域の多くで、精神科医療はほとんど存在していません。こうした場面の医療は、生命の危機への対策が緊急の課題だからです。精神科があったとしても、こうした国々では、統合失調症よりもてんかんの治療が求められます。

ニューギニアにも行きました。ニューギニアの奥地には統合失調症者がいない、というバートン・ブラッドレー医師の報告を読んでいましたので、内陸最大の町ワメナに観光で入れるようになったのを機に行ったのです。医療機関と言えば飛行場のわきにある診療所だけです。ペニスサックだけを身につけた裸族が物々交換をしていました。おそらくここでは、幻覚や妄想、トランス状態などは、病気として見なされないのでしょう。

統合失調症の国際的な疫学調査

WHOは一九六八年に世界一〇カ国一二都市で、基準を統一して統合失調症の疫学研究を行いました。日本では長崎大学が参加しました。その結果は、急性精神病は世界各国ほとんど同じ頻度で発症するのに比して、統合失調症の中長期的な経過は、先進諸国よりも発展途上国における治りが格段に良かったのです。近代的医療が発展していない国のほうが統合失調症は治るというのですから不思議です。次のように解釈されています。

つまり、発展途上国では動物や悪魔が憑《つ》いたために異常な状態になっていると見なされ、回復したのちは憑物がとれたから普通の人として処遇する結果、普通の人に戻る。一方先進諸国では、精神疾患と判断され、精神障害者として処遇されるので、精神障害が続く。社会の偏見と自分の内なる偏見が、できない存在を固定してしまう。

「慢性の精神障害」とは、社会がどのように処遇するかで決まってしまうのではないでしょうか。急性期の状態は抗精神病薬が有効なので、明らかに生物学的な脳の異常なのですが、慢性期の状態は社会が作りあげていると言える可能性があります。あるときには病気だから薬が必要で、あるときには病気と扱うべきでないとするような、少々混乱をきたしそうな指示が、精神障害をわかりにくくしているのかもしれません。

少なくとも、発展途上国において統合失調症の治りが良い理由について、あらためて学ぶ必要がありそうです。と言いつつも本書では問題提起だけで、これ以降の記述は先進諸国の活動に関する事柄です。

その前にご報告ですが、私は放浪ののち、自分は精神科医しかできないのだと覚悟を決めて帰国し、翌年には紆余曲折の末、結婚にたどりつきました。物事はいったん逆の方向にふれて、その後に順当に展開するという現象は、こうした場面でも出現するようです。

2　アメリカ合衆国の先進的技術

セルフヘルプグループ活動

アメリカ合衆国の文化を特徴づけて、世界に影響を与えた活動のひとつは、セルフヘルプグループでしょう。自助団体とか当事者組織と表現することもあります。同じ悩みや問題、共通する立場、似たような運命にある者同士が、自発的に集まって支えあう活動です。

笑い話ですが、アメリカ合衆国で列車事故などがあると、警察が駆けつける前に弁護士がやってくるし、役所の救済措置が決まる前にはセルフヘルプグループが結成されると言います。自助活動は、人や国をあてにできない開拓民が編み出した知恵なのでしょう。

セントジョン夫妻は、カリフォルニア州のサクラメントで、最初に精神障害者セルフヘルプグループに案内してくれました。一九九〇年のことです。一軒家に集まって精神障害者だけで会議をしていました。専門職らしい人はどこにもおらず、挨拶も説明もすべてを精神障害者の人々が行っています。自分たちを「コンシューマー(消費者)」と呼んでいます。そこには、受動的な患者や利用者ではなくて、権利を有する市民の意味が込められ、主張と自信があふれています。運営費用には、精神保健に関する寄付金を受けつける慈善団体(ユナイテッドウェイ)からの配分と自主財源を組みあわせています。精神科専門職としての私は、精神障害者の自主運営をにわかに信じられませんでした。

メンバーが用意してくれた昼食を食べ、午後はバレーボールの日米対抗戦となりました。精神保健のあるべき姿を、まずはサービス利用者から聞くという態度は今後とも大切な視点です。この初訪問からずっと日米の交流は続いています。日本のユーザー団体もサクラメントに何度も出かけました。ロサンゼルス郡精神保健協会が日本ユーザーとの交流に資金を提供してくれたのです。

一人ぼっちではない

歴史をさかのぼれば、一九四三年のニューヨークで、病気の相談にはのってくれても、恋や仕事の相談にはのってくれない専門職に見切りをつけて、精神障害者が自分たちで集まったクラブハウスが、精神保健のセルフヘルプグループ活動における転回点でしょう。スローガンは「私たちは一人ぼっちではない（We are not alone: WANA）」でした。二階のテラスには小さな泉が設置されていたので、そこをファウンティンハウスと名づけ、互いをメンバーと呼んだのです。タイムズスクウェアのすぐそばで、いまでも活動を続けています。

このクラブハウス方式は、一九七〇年代の国の研究補助を受けて発展しました。国際組織を作って、自主運営や就労支援などの活動基準を設けて認定する仕組みをもっています。現在は二八カ国に広がり、約三〇〇カ所を数えています。見学に行くと、メンバーが案内してくれ、その日のクラブハウス新聞に記事が載ります。昼食はメンバーが作ります。ハウスの仕事をこなせるようになると、次は外部の事業所にグループで就労し、次第に独立した就職にいたります。この方式を過渡的就労と称しています。メンバーは永久会員に登録され、専門的な知恵を得るためソーシャルワーカーを雇っています。

セルフヘルプグループ活動は、一九五〇年代の権利擁護運動からエンパワメントの思想を身につけます。自分たちの本来の力に注目し、その力をとり戻すための構えや技術がエンパワメントだったのですが、近年は外部からそれを支援する専門職の働きもエンパワメントと呼ぶようになってしまいました。具体的には、情報提供、組織や会議の技術指導、場所の提供、資金獲得方法の助言、自己開示の支持などを指します。

なかでも、ヘルパーセラピーという視点が重要です。「人は一方的に世話をされるだけでは元気が出ない、自分も相手の役に立つことで元気になる(Helping you helps me)」という現象です。薄給とストレス過剰のなかでさえも、医療保健福祉の対人サービスを続けている自分をふりかえってみれば、役に立つことが自分を元気にする効果は実感できます。その機会をユーザー自身にも提供しようという考え方です。

イギリスにわたると、「ユーザー・インボルブメント(利用者参画)」という表現になり、法律で制度化されています。イギリスでは、ケアプランをユーザーと共有することが義務化されているばかりか、組織や地域が新たなプログラムを計画する際には、ユーザーが委員会の構成員であることを条件にしています。

社会生活の技能

カリフォルニア州立大学を会場に、日本人専門職を対象にした社会生活技能訓練(SST)のセミナーを開いたこともありました。臨床現場を見学すると、精神保健センターの入院病棟にセルフヘルプグループの方々が定期的にやってきて、社会生活技能訓練のセッションを受け持っていました。

そのときのテーマは、主治医に薬の変更をお願いする場面でした。「眠くなるので困る」という理由をあげて、しっかり要求するロールプレイを練習していました。メモをもって行ったり、ソーシャルワーカーについてもらったりするアイデアも出されていました。

病や障害が重くても、生活するうえでの技能が身についていれば何とか生きられるし、障害が軽くても技能が乏しいと生活できません。この場合の技能とは、食事、洗濯、身だしなみ、金銭管理など、身の回りの生活を整える日常生活技能と、挨拶、交渉、謝罪、交友など、相手のいる場合の社会生活技能と、困ったときの問題解決技能の三つに大きく分類されます。

北米のリハビリテーションでは、こうした技能を練習して、個人としての能力を上げることに焦点をあてています。対して欧州では、社会環境側のシステムを整えて、弱者も平等に生きられるように配慮することを強調します。そこで、技術を学ぶならば北米で、政策を学ぶならば欧州がお勧めということになります。

社会生活技能訓練の実際

社会生活技能訓練を行う実際の場面では、参加者は小グループをつくり、緊張を解くゲームなどでリラックスをしたのち、日常生活で困っていて何とかしたい場面を出しあいます。リーダーは、その場でロールプレイを組み立て、本人にいつものやり方をしてもらい、良かった点を皆がほめます。次に他の人にモデルとなる演技をしてもらい、どうするともっと良くなるのか意見交換します。最後に修正した行動をもう一度やってもらい、次回までに実際の生活場面で試行してみることを宿題とします。

訪問や外来の一対一場面で用いることも可能です。いまや対象も拡大して、精神障害だけに限らず、小中学校、少年院、知的障害児者施設、就労訓練などでも応用されています。

社会生活技能訓練は、認知行動療法のうちの「行動」に焦点をあてた方法です。外部からの刺激を受けとって、自分のなかで加工する過程である「認知」に焦点をあてると認知療法になります。ひとは誰でもあるできごとに対して、そのひと特有の受けとり方をしてしまいます。いつも悲観的であったり、自責的であったり、逆に楽観視しすぎるなど、人はさほど合理的な判断をしていないものです。

放っておくとそう考えてしまう流れを自動思考、特有の考え方のパターンをスキーマと呼びます。認知療法では、日記などを題材に治療者と一緒に、科学者のように考えながら、合理的なとらえ方へと修正していきます。

社会生活技能訓練は、入院中だけという制限はついていますが、日本でも一九九四年から診療報酬で認められ、SST普及協会が重層的な研修を企画してきました。一方の認知行動療法は二〇一〇年から健康保険の適用になりました。

「成人役割」に対する支援

成人役割（メジャーロール）とは、社会人一般としての役割を示します。人は仕事をして稼ぎながら、夫や妻の役割をはたします。居住地では地域の構成員としてふるまい、文化によっては宗教人としての義務があるでしょう。精神障害をもちながらも地域に生活していこうとすると、こうした機能をはたすことが求められます。成人役割療法とは、こうした役割について、支援を得ながらやり遂げることを目指します。

仕事に就くことについて、いまでは「援助つき就労」が中心的な形態になっていることを前章でも紹介しました。訓練してできるようになってから就職するのではなく、就職した場で仕事をこなせるように支援するために、さまざまな方策が日本でも用意されています。

精神疾患は高等教育を受けている最中に発症することが多いものです。長い療養生活によって社会から隔絶されるデメリットを予防するため、学校生活を中断させることなく、治療を続ける場合を「援助つき教育」と称します。学校当局と交渉して配慮を願ったり、学校には届けないまま当人に対処法を伝えたり、そうした仲間どうしの会を作って学生生活に関する情報を交換するといった方法があります。

家族内の役割では、特に母親の機能が注目されます。出産すると、妻や嫁の機能に加えて、ペースを崩しやすい子育てにとり組まなければなりません。これが第二子以降であればさらに大変です。幼児虐待の可能性も出てしまいます。こうした際、安易に母子分離をしてしまうのではなく、あらかじめ「援助つき母親業」のプログラムに入っておくと、自分も家族も要領がわかります。身体に障害をもちながら母親の機能をはたすためには、何かと周囲の支援が必要ですが、そうした考え方とまったく一緒です。

居住支援も同様です。古くは急性病棟から慢性病棟に移り、病院敷地内の訓練病棟から病院近くの中間施設に移り、だんだんに自立できるようになってから、グループホームへ、そしてやっとアパートへと移行するという戦略をとっていました。この方式では、移動する先がつまっていたり、いったんなじんだ住居を離れがたくなったりして、アパートでの一人暮らしにたどり着く事例は限られてしまいます。いまでは、本人の要望が一人暮らしであれば、すぐにアパートを提供して、その暮らしを直接に支援する戦略に変わっています。これを「援助つき居住」と称しています。

効果実績の積み重ね

いまや日本でも、身体各科では根拠（エビデンス）による医療が実現しています。医師は科学的根拠に基づく治療方針を提示し、患者自身が有効性と危険性を知ったうえで最終的に選択することが当たり前になってきました。そのためには、どのような病態に対して、どのような治療をすると、どの程度に治る可能性があるのかについて、科学的な研究が蓄積されていなければなりません。

精神科の治療においても、まったく同様です。最も研究が進んでいるのは向精神薬の世界ですが、リハビリテーションの活動でもけっこう根拠が蓄積されているのです。統合失調症に対する治療効果として、新しい向精神薬は高い効果のあることが証明されています。薬物を使わないで治療を進めるというのは得策ではないと判断されます。一方、認知行動療法、家族心理教育、援助つき就労、次項で紹介するＡＣＴ《アクト》など、リハビリテーションや地域生活支援におけるプログラムは心理社会的アプローチと総称されます。こうした心理社会的アプローチのいくつかは中等度の効果を示しています。さらに、これらの異なった治療法が複数重ねられると、効果が高まるということも明らかにされています。

心理社会的アプローチのなかでも、比較的高い効果を示すのが成人役割を支援するアプローチということがわかってきました。社会のなかで役割をはたすこと自体に、相当の治療効果があると思われます。発展途上国のほうが統合失調症の予後が良好であるのは、「普通の人」として扱われるからなのかもしれません。

ACT

ACTはAssertive Community Treatmentの略で、包括的地域生活支援プログラムと訳されていますが、一般的にはアクトと呼ばれています。最強の総合型ケースマネジメントでもあります。一般の精神科病院に入院中の人々を地域に移し、医師も含む職員も外に出て、一五人程度のスタッフが一〇〇人程度の患者を、二四時間三六五日、生活の場に出向いて支えるという方法です。

アメリカ合衆国の一九七〇年代に、いかにして患者の地域生活を支えるか、国をあげて懸命に探ってきた結果のひとつがケースマネジメントでした。このプログラムは、いまや全世界的に主要な方法論となっています。多職種構成のチームであること、チーム内に精神科医がいて処方すること、一人のケースマネジャーが受け持つ事例数は一〇人以下の少数であり、生活の場で援助する、期限設定をしない、といった特徴をもっています。

実際の生活をしている現場で、リハビリテーションのトレーニングをすることにもなります。

身だしなみや掃除、食事作りと栄養管理、金銭管理、交友や余暇活動、申請にともなう書類作り、同居家族への助言など、目の前のできごとを扱いますから切実さが違います。

このサービスによって、入院回数は増えても合計の入院期間が減少すること、患者の生活が安定して、生活の質（QOL）が改善することなどが証明されています。

日本では、二〇〇二年より国立精神神経センター精神保健研究所が試験的に導入し、現在は独立しているACT－Jチームを筆頭に、すでに全国で十数チームが活動しています。

ウィスコンシン州の州都マジソン市は、精神保健関係予算を州から一括して預けられた実験都市ですが、いまでは全世界的な精神保健モデル地域となっています。急性期に対応するいくつかの機関、安定期の支援をACT形式で行う複数のチームがあり、全体の調整機能を別に設定しているという体制です。多様な住居サービスが用意され、日中活動のためにはクラブハウスやデイサービスがあります。

「ザ・ビレッジ」という方法

カリフォルニアのロングビーチには、「ザ・ビレッジ（サービス統合機関）」という精神障害者を対象とした施設があります。ただの社会復帰施設ではありません。全米で表彰も受けており、日本人関係者の「ビレッジもうで」はいまでも続いています。一九九〇年にロサンゼルス郡精神保健協会がはじめた実験的な施設です。

実験的という意味は、利用者の人数に基づいて計算された精神保健関係予算のすべてを、この機関が引き受けるという契約（資金頭割り制度）で運営されているのです。たとえば利用者が入院すると入院費の負担がかかるのでとたんに赤字で、就労させると日常の補助が必要なくなる分、財政が豊かになるという仕組みです。

ケースマネジメント実践の研修を企画したいという私の要望に応えて、セントジョン夫妻が一九九五年に紹介してくれたのがこの「ザ・ビレッジ」です。最初の三年間の実績に国の評価が出たばかりのころでした。ビーチから歩いても行ける街中の中古ビルを借り切っており、周囲の街路樹にはヤシの木が植えられています。

この機関では、ケースマネジメントという呼称が「事例の管理」を意味すると批判的にとらえ、パーソナル・サポート・コーディネーション（PSC）と呼んでいます。看護師、ソーシャルワーカー、精神科医など五〜六名が一チームを構成して、居住、金銭管理、健康管理、就労、余暇などのすべての相談にのり、支援計画を利用者と共有します。スタッフはライフコーチと位置づけられており、二四時間体制で動いています。特徴的なのは、利用者が飲む薬剤の販売もこの機関のビジネスにしていることや、入院するとしても、この機関の医師が非常勤で勤務している病院で入院期間を最短に抑えるなど、医療コストも徹底して管理している点でしょう。

ツアーの参加者は分かれて訪問にも同行しました。一般のアパートでの大家さんとの交渉、不動産業者との情報交換、警察とのネットワークなどの工夫も聞かせてもらえました。部屋にはベッドとビデオしかなく、服装が乱れて、話はまとまらないといったレベルの利用者を支えています。実験段階ですから、人種や障害程度も一般人口の構成比にあわせて利用対象者を選択したそうです。当時で三〇〇名弱の方々がメンバーでした。

施設のレストランは外部に開放されており、メンバーの就労訓練の場ともなっていますし、食事中に流れる生演奏もメンバーの仕事です。機関内にはミニ銀行が設置されていて、金銭出納が実地に指導されます。余暇の過ごし方にも助言があります。スポーツ観戦などでは五人以上の集団行動を認めません。ひとは五人以上になると子どもになってしまうからだそうです。こまごまとよく工夫されている点に感心しました。

「ザ・ビレッジ」はいまでも進化し続けていますし、毎年のように日本人見学者も通うようになりました。しかし、コンセプトや小さな技術は真似できるのですが、機関活動そのものをとり入れるには制度が違い過ぎます。

ケン・スティールの物語

統合失調症による幻聴と妄想にさらされ、ホームレスに身を落としていたものの、三二年後に劇的に回復した男性、自伝をまとめ終わって二日後に心不全で亡くなったケン・スティールの物語を紹介します。アメリカ合衆国の精神障害者にとって、その体験の過程はそれほど特殊ではありません。ケンの場合、当事者の新聞『ニューヨークの声』を編集し、テレビで自分の体験を伝え、なおも病に苦しむ人々とその家族の相談にのり続けて、希望の星となった点が特異です。

一四歳のある晩、何の前触れもなく「声」がやってきました。「役立たず、自殺しろ」というものです。しばらくのちには、家族との会話に入り込むので、とんでもない誤解が家族とのあいだで重なります。「死ぬ！」と叫んで家を飛び出した事件から、精神科受診がはじまりました。その日のうちに統合失調症の病名が伝えられ、ケンは図書館でその病気の悲惨な記述を確認します。

高校を中退したのち、父は一定額の資金を渡して自活することを求め、ケンはニューヨークで出版関係の仕事をねらって旅立ちます。幻聴は続いており、注意集中も冷静な判断もできずに、だまされて売春組織に利用されます。飛び降り自殺をしようとビルに上ったところ、警察によって州立精神病院に送られます。ここでの医療費は無料です。大量の抗精神病薬が投与され、罪人のような扱いを受けるばかりか、患者からのレイプも体験します。逃げ出してはホームレスになり、警察に捕まると精神病院に送られる、このくりかえしです。この間、真剣に彼に向き合う者は誰も現れません。

　最後に入った精神病院で、暴力も自殺企図もなくなって、ようやくソーシャルワーカーが面接し、所得補償給付などの申請が行われて、はじめてリハビリテーション・プログラムに入ることができました。前述のファウンティンハウスで仕事を試し、友人と住居をシェアし、自分がかかることのできるメディケア（高齢者や障害者のための医療保険）と契約をしている診療所を探します。この過程でソーシャルワーカーのサイデン女史と出会います。彼女とのサイコセラピーでは本気で話を聞いてもらえました。処方されながら飲んでいなかった薬についても話しあい、この診療所から非定型性抗精神病薬のひとつであるリスペリドンを処方してもらいます。そしてある日、幻聴がなくなっていることに気づくのです。幻聴の消滅で不安が押し寄せ、幻聴が再開する心配がつのります。それでも確実に集中力が戻り、思考がまとまってきて、サイデン女史と回復の喜びを共有することになりました。

　ケンは両親と再会し、そのうえでしっかり独立します。新聞を出し、テレビで語り、相談にのり、精神疾患の体験を伝え、周囲に理解を求めました。彼の長い語りを原稿にして、自伝『幻聴が消えた日』が出版されたのです。それは、つい最近の二一世紀初頭のことでした。

　アメリカ合衆国では、最先端のサービスが展開するすぐ横に、最悪の人生が放置されています。個人が尊重されるという反面、自分が主張して選択しない限り、他人は何も与えてくれない文化なのです。

3　イギリスの医療福祉制度

大学の教員になる

私は二〇〇一年から福祉系の大学で教員として勤めることになりました。医師として直接治療できる人数はがんばっても常時数百人ですが、優れた臨床家を一〇〇人育てれば、数万人の人を救うことができると期待したのです。精神科ソーシャルワーカーを意味する精神保健福祉士の国家資格制度が一九九七年に開始され、その養成が喫緊の課題となったことも契機でした。

日本の医療システムが抱える課題は医師数だけの問題ではないのです。医療活動のあらゆる業務責任を医師に求めてしまう体制では、医師が何人いても不足になってしまいます。医師の使い方やメディカルスタッフの機能について、本気で組み直す段階に来ているのでしょう。

日本の病院に最初におかれたソーシャルワーカーは、アメリカ合衆国で学んだうえで、戦前の一九二九年に聖路加国際病院で社会事業部の活動を展開した、浅賀ふさでした。精神科を専門とするソーシャルワーカーとなると、終戦後の一九四八年から国立国府台《こうのだい》病院に配置されたのが歴史のはじまりです。ソーシャルワーカーは、患者は「環境の中の人」であるという視点に注目して、生活を営むうえでの条件を整備するところに任務がありますから、医療や福祉ばかりでなく、それ以外の領域との接点に広くかかわることが求められます。

私は大学で、「精神科リハビリテーション学」や「ケアマネジメント論」を教えました。いずれも不十分な学問体系ですので、理論や技術、歴史や応用などについて知識を整理したり、新たな調査研究を加えたりしました。技術体系でもありますから、その効果研究や人材養成方法などにも研究範囲は広がります。

学び直し

若い学部生を相手にしていると、確実に自分の青年期が刺激されます。めくるめく寮生活、山岳部の部室、遅刻した教室で叱られたこと、雪の夜に街を歩き続けたことなど。学生運動の真っただ中のころで、長く学園封鎖も続いていました。さまざまに自分の学生生活の行動がフラッシュバックして、あらためて意味づけされて腑《ふ》に落ちたりすることもありました。

逆に言えば、青年期の体験をその時代に消化しようとしても無理なのかもしれません。思い返せば、精神疾患を発症したと思われる友人とも当時に出会っていますが、満足につきあいきれませんでした。自分のことで精いっぱいだったように思えます。

着任した大学の大学院生たちは社会人も多く、授業とは別に研究会なども組織して議論し、共同で研究して学会で発表しました。こうした営みは、自分自身の学び直しの機会でした。自分の行ってきた臨床活動や、世界各地で見学してきたプログラムが、どこに位置づけられるのか、うまく臨床が展開しない背景の問題は何か、知識を統合して何を目指すべきかなど、全体像がおぼろげながら見えてきます。人に教えているようで、一番学んでいるのは自分だったのかもしれません。

イギリスへの留学

二〇〇五年に海外研究の機会を得ました。向かった先は、一九七〇年当時「ケンブリッジ精神科リハビリテーション・システム（CPRS）」と呼ばれて一世を風靡《ふうび》したフルボーン病院ですが、いまでは地域を基盤とする公営企業体（トラスト）に形態を変えて、医療や福祉活動の基盤となっています。受け入れてくれたのは旧来の友人であるジェフ・シェファード博士で、イギリスにおける精神科リハビリテーションの中心人物です。私は一九九〇年にもこの病院を訪れていますが、その折の重厚長大なレンガ造りの大精神病院はもはや記念館に変わり、短期間入院用の平屋建て施設が散在するだけになっていました。目の前に広がる麦畑や赤いポピーの群落はそのままです。

イギリスの医療と福祉はほぼ完全に公営で、医療は国民保健サービス、福祉は社会サービスに所属する公営企業体が、各自独立した経営組織として活動を請け負っています。毎年予告なしの立ち入り調査があって、活動全体を評価し、その結果は公表されます。国営テレビＢＢＣでも放映されるし、インターネットで日本から知ることもできます。評価が高いと、より独立性を認められた運営ができ、評価が悪いと中央からの制限が強くなります。二〇〇五年というのは、労働党ブレア政権が打ち出した「第三の道」による施策が出そろって、ようやく効果の芽をのぞかせてきたころでした。

医療保健福祉と年金を含めたイギリスの社会保障費は、国内総生産（ＧＤＰ）との比率ではおよそ日本と同程度となり、いわば中福祉中負担の国です。しかし、ブレア政権になって国民の期待に応えて医療福祉の改善に乗り出した結果、現在では日本より手厚くなり、日本がＯＥＣＤ諸国のなかで医療と福祉の費用が最も少ない国となっています。

私は、広いケンブリッジ地域全体を対象とする精神保健トラストのうちの、ハンティンドンの事務所に所属しました。ハンティンドンは清教徒革命の指導者クロムウェルが生まれた町で、いまでも比較的保守的な地域です。

九時に仕事が始まって、一六時には終わります。残業しても一七時で事務所が閉まりますし、一七時半には街の商店も閉まってしまいます。夜や休日に勉強会など一切ありませんから、余暇ばかりです。しかも夏の季節ですから暗くなるのは二一時に近い。田園のなかを縦横に走るフットパスを歩き、全国を車で走り回りました。イギリス人は親しい人とホームパーティを開き、そういう場ではほんとうはおいしいイギリス料理を食べているのです。

一人ひとりが自立して生きることを理想としていますから、相手に自分の意思を伝えなければ、たとえ気がついていたとしても、配慮してもらえません。そういう社会において、地域での一人暮らしは本当に孤独になります。ここでは、一緒にお茶を飲むとか、おしゃべりをするという機会が支援になると気づきました。

ケアマネジメントのシステム

イギリスでは、国民のすべてが家庭医に登録しており、家庭医は健康管理をする人数によって収入が決まります。簡単な精神疾患ならば家庭医が診ます。家庭医では手に負えないときは、二次医療である精神保健トラストに紹介されます。紹介されて数週間で初回面接が予定されます。医師、看護師、ソーシャルワーカーなどで構成される配分担当チームが受け入れ、適切な治療チームにつなぎます。午前中に四〜五例ほどが処理されます。日本の様子を聞かれましたが、実は医師一人が午前中だけで三〇〜四〇人の患者を診ているなどと、とても言えません。

原則的に患者のケアを受理するのは地域精神保健チームで、人口五万人程度にひとつのチームが設定されています。看護師が主力で、心理士、ソーシャルワーカー、作業療法士などで構成される一〇名程度の一チームが、三五〇名ほどの患者を受け持ちます。形ばかりですが、私はこのチームに所属しました。

一週間に一度以上の接触を要する重症事例は、積極的訪問チームにまわされます。これがアメリカ合衆国で言うACTに近い形態です。何度も入退院をくりかえすような事例は、危機解決在宅治療チームが引き受けます。入院中もこのチームが継続して管理します。若者を対象に精神病を予防する早期介入チームも、全国ほとんどの地域に設置されたころでした（図5）。このほかに、薬物依存症に対するチーム、高齢者に対するチーム、小児思春期に対するチームが存在します。つまり、一定程度以上重症の精神疾患患者は、もれなくケアマネジメントを受けていることを意味します。

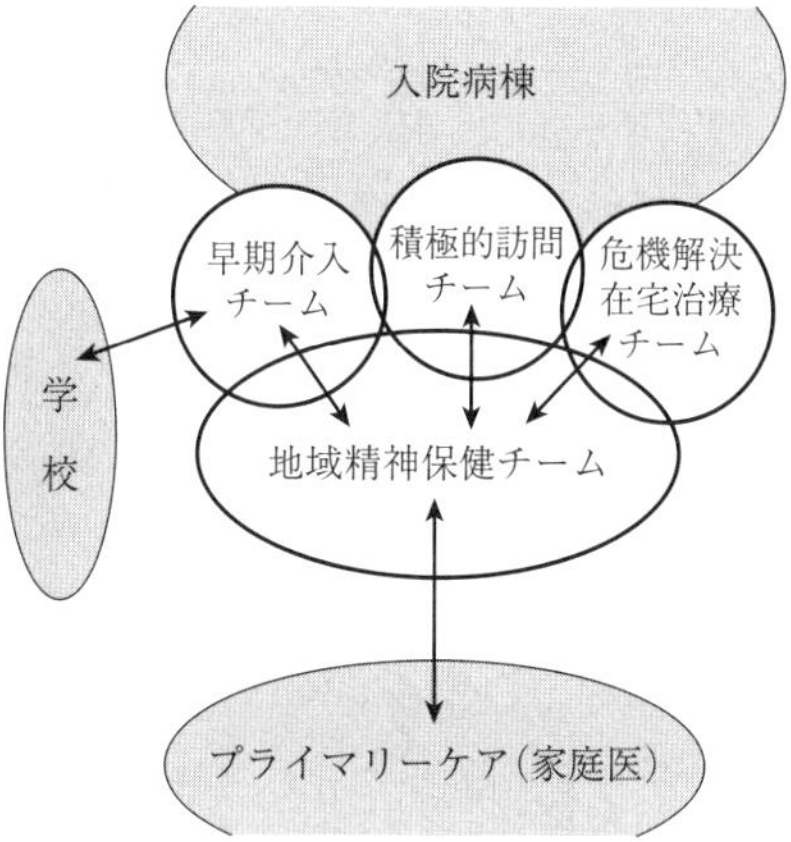

図5　イギリスの精神保健ケアマネジメント体制

統合失調症などのいわゆる重症な事例は積極的訪問チームが抱えていますから、私はそのチームとよく行動を共にしました。安易に家には入らず、二人一組で患者さんを駐車場に呼び出して会うとか、会えないときが続くと手紙作戦に切り替えたり、買い物につきあいながら様子を聞いたりと、いろいろなノウハウを教わりました。法的な通院命令が出された患者さんの場合には、職員の訪問を受けて一定期間以上顔をあわせないと、強制入院になってしまいます。日本にはないシステムです。

ケアプランはケアマネジャーが作りますが、重症度は三段階に分かれており、現場の提案を自治体がほとんど修正することなく決定します。事実上、現場が必要な支援を組み立てることができます。障害年金の計算なども現場が行いますが、犬を飼うために週一〇ポンド(約二〇〇〇円)が計上されて許されることには驚きました。人間的な生活といっても基準はこれほど異なります。

ケアマネジャーがケアプランを作ると、実際の支援は各種民間セクターから提供されます。その多様さ、熱心さは注目に値します。ワンコインの一ポンドで障害者や高齢者の移動を助ける団体、公的な就労機関に結びつけるまでの支援団体、病棟に毎週やってきてミーティングする権利擁護組織、書類を書くのを手伝ってくれる団体、宿泊提供、デイサービス提供など、その層の厚さに驚きます。利用者は、国民保健サービスのケアマネジャーよりも、民間セクターの援助者を信頼しているようです。

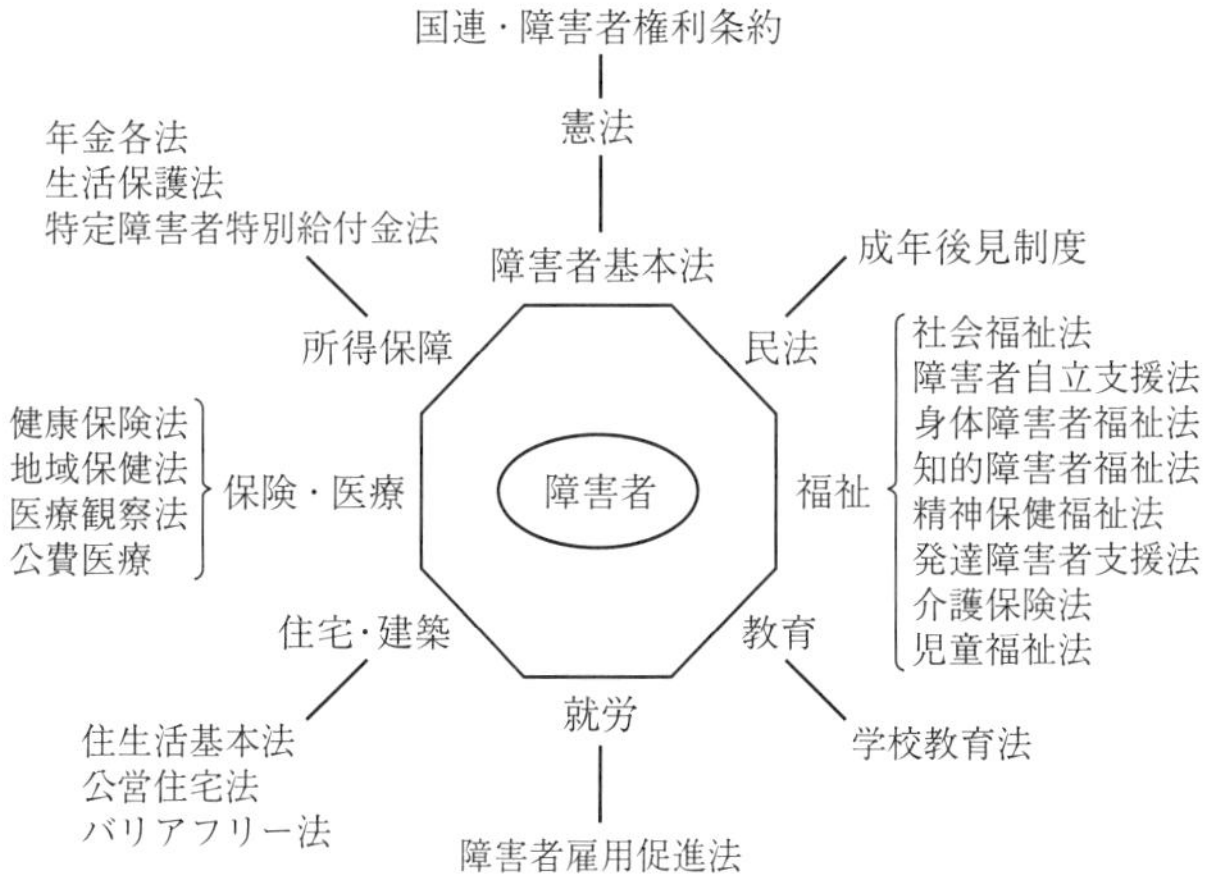

図6　障害者をとりまく日本の法制度

日本の制度は細切れ

病や障害をもって生きるとなると、実にさまざまな法律や制度を使うことになります。日本ですと、医療をめぐる健康保険法、地域保健法など、福祉をめぐる社会福祉法、障害者自立支援法、介護保険法など、所得では生活保護法、年金各法、住宅では公営住宅法、バリアフリー法など、就労では障害者雇用促進法、ほかに学校教育法、成年後見制度など、とてつもない数にのぼります(図6)。それらを根拠に使える資金は、それぞれの法律に規定されますから、片方である金を別口に使うということができません。

日本では、精神障害者の多くは障害年金をもらいながら、生活保護を受給して、運が良いと公営住宅に入れます。しかし、就労すれば収入認定されて、中途半端な額であれば自分の手元に入りません。正規就労のために自家用車をもとうとしても生活保護はそれを認めません。憲法二五条に規定された最低限度の生活は保つことができるでしょうが、憲法一三条に規定された幸福追求権は、はたして守られているでしょうか?

こうした法律や政策の断片化は先進諸国でも同様の傾向にあり、支出される費用に比べて利用者の幸福に貢献していない問題ととらえられています。各国とも何とかサービスを統合する方法を探っています。

精神保健をめぐるすべての予算権限を自治体に集中した例がマジソン市、ひとつの機関に預けた実験が「ザ・ビレッジ」です。オーストラリアのビクトリア州やオランダでは、リハビリテーションや生活支援に必要な予算を、ひとつのNPO団体が、その地域の実情にあわせて配分できるようにしました。

直接支払い制度

イギリスでは、最終的なサービス利用者である障害者本人に資源を集中できるように工夫しています。一九九六年に直接支払い法が成立し、自分で管理できると認められた者は、社会サービスの給付を自分で直接に銀行口座で管理できるようになりました。三カ月ごとに監査を受けます。こうして、個人の予算をやりくりして、遠いところにいる友人の結婚式に出たり、自分専用の介助者(パーソナルアシスタント)を雇用したりすることも可能になったのです。二〇〇二年の数字では、身体障害者を中心に全英で一万人ほどがこの制度を利用していました。精神障害者はそのうち一五二人です。社会サービスの費用は、当時で上限が週三七五ポンド(約七万五〇〇〇円)に定まっていました。

さらにこの個別化(パーソナライゼーション)の方向は発展しています。二〇〇五年から個人予算と称して、社会サービス費以外の保健サービス費なども加え、自己管理と専門家管理を組みあわせて、知的障害者や精神障害者にも利用可能な制度が提案され、全国の一三自治体で試行しています。この方式にすると、ショートステイを施設ではなく保養地で過ごすことも選べるようになったりします。いまのところ成果は順調で、一人あたりの費用が減って、より多くの人に予算が配分できるようになったとの報告があります。

サービスの個別化という動きは、専門家主導の贈答型(ギフトモデル)から、本人が主導できる市民型(シチズンシップモデル)へと価値観が転換していることを意味します。福祉サービスはめぐんでもらうものではなくて、市民の権利として主張するものと位置づけているのです。

Mさんへの支援事例

イギリスでそれほど特殊でない事例をあげてみましょう。統合失調症の病名をもっているMさんは三〇歳のアングロサクソン系男性、家賃補助を受けたアパートに独りで暮らしています。母親は三人目、父親は二人目という複雑な家庭の四人きょうだいの末っ子で、中学時に飲酒がはじまり、教師をなぐって退学。自動車整備工場などを転々として、一七歳から麻薬を常用していました。

二〇歳のときに、仲の良かった父親が末期がんだと知らされます。そのころに台所で立ちすくんだまま動けなくなります。音楽テープのなかで恋人が別の男といちゃついている声が聞こえたと、彼女の家に押しかけて警察沙汰を起こします。その結果、留置所を経て、法による強制入院となってしまいました。

大量の抗精神病薬でも異常体験が治まらずに、特殊な抗精神病薬であるクロザピンを使ってようやく軽快します。法による外来受診命令のもとで通院となります。退院直後から障害手当が認められ、物価スライドに従って現在は週七〇ポンド(約一万四〇〇〇円)を得ています。住居は障害者に優先的に提供された2Kの公営住宅です。ケアラーをになっている母には年間四〇〇ポンド(約八万円)の小切手が支払われます。家族の負担に対しても金銭的な保障がなされるのです。寡婦年金や家賃収入のために減額されているので、ケアマネジャーはこれから増額を交渉する予定です。

Ｍさんには主に地域精神保健チームがかかわっており、ケアマネジャーの作業療法士が月に一回、地域支援ワーカーが一回、それぞれ訪問します。他にクロザピン・クリニックとデイサービスを利用しています。一時は強迫症状があったので認知行動療法を受けましたが、三回で終了しました。訪問の回数や滞在時間、支援内容は、コンピュータファイルに記録されますが、これは関係者にしか読めません。医師の診察記録は口頭でのやりとりを録音したものを事務担当者がテキストに起こします。生活支援録は別に作成され、これはスタッフが直接記載します。

訪問時には、壁紙貼りの仕事に際し、うまく貼れないのにどう対処するかを指導し、隣の家の音楽で朝目覚めてしまうという訴えに、隣人との交渉方法を教えたりしています。中古の自家用車が壊れていると聞いて、その場でＮＰＯ団体の移動サービスに電話し、通院用の車を手配していました。日本の感覚ですと、もう少し本人にまかせたり、仲間どうしの助け合いに導くという支援を組み立てることでしょう。

それにしても、病気も安定して、経済的にも何とか生活できるようですが、近所づきあいもなく少しさびしそうです。地域生活支援の最後は孤独の問題に行き着くのかもしれません。

それぞれの文化に応じて

精神疾患や精神障害は、身体疾患と比べると、その国の制度や文化によって処遇がずいぶん異なり、疾患の性質や予後までもが違っています。

西洋社会で発展してきた精神医学と目指そうとする治癒像の基盤には、個人が独立していることを互いに守り、自己決定と責任を重視する考え方が存在しています。自由かもしれませんが、大変に厳しい世界でもあります。家族のあり様も日本とずいぶん異なります。

一方の日本では、相互の関係性を重視して、他者に配慮しながらのひそかな自己実現が尊ばれたりします。集団内の他者を放置してしまうこともないでしょうが、干渉しすぎるかもしれません。もう少しだけ、西洋風に個人の自由と責任を尊重すると具合が良いのですが、ちょうどよくというのはなかなか難しそうです。

グローバリゼーションがこれほど進んだ現代でも、個人の価値観や集団のあり様は文化に深く根差しています。心の病は、疾患の現れ方でも、処遇の仕方でも、理想とする治癒像においても、ローカルな文化と分かちがたく結びついています。精神保健領域の制度や技術について、先進諸国から学ぶこともいっぱいありますが、実際に作り上げる仕組みは、日本の文化に応じたものでなくてはなりません。あるいは、西洋社会の行き詰まりに対して、日本から提言できることもあるように思えます。

第6章

これからの精神保健

── 真のリカバリーのために ──

1　リカバリーということ

新しい生き方

Nさんは三〇歳に近い女性です。高校時代に自宅で引きこもりをはじめて何年もすごしました。道行く人の誰もが語りかけてくるような気がし、あらゆる数字が何か意味をもっているように感じて、とうとう外に出られなくなったのです。ようやく最近、保健師さんの訪問を受けて、勧められるままとりあえず精神科医を受診してみたら、薬が効いてしまった感じでした。症状はまだ少し残っているのですが、自分が気にしないで済むようになりました。デイケアにも通いはじめて、仲間ができて、青春のやり直しをしています。

もともと英語の勉強が趣味でしたので、私のかかわる海外研修ツアーに、父親に頼み込んで参加したのですが、そのときのことです。彼女がアメリカの新聞記者からインタビューを受けているのを、私はそばで聞いていました。すると、「あなたはどんな病気なのですか？」という質問に、「私は統合失調症です。でも理解してくれないところではそのことを言いません」と答えていました。さらに、「病気のことは知っておいてくれた方が楽ですが、変に配慮されるのは嫌なのです」とも加えていました。ふだんはどちらかと言えば受動的に見えてしまう彼女ですが、しっかりとした自分の考えを堂々と話していることに驚きました。

Nさんはその後、地元の地域活動支援センターに所属して、ケーキ作りをしているそうです。読書が好きな人でしたが、いまはどんな本を読んでいるのかしら？

べてるの家

襟裳岬《えりもみさき》に近い北海道浦河町《うらかわちょう》には、ほんとうに何の「社会資源」もありませんでした。総合病院の精神科病棟とキリスト教会があっただけなのです。一九七八年、そこに大学を出たばかりのソーシャルワーカーが赴任してきました。向谷地生良《むかいやちいくよし》です。その年に退院した精神障害者が回復者クラブ「どんぐりの会」を結成し、続いて教会の旧会堂で数名が暮らしはじめます。向谷地も一緒に寝泊まりしました。のちにこの旧会堂が「べてるの家」と命名されます。昆布の袋詰め作業の下請けでトラブルが生じてから、いっそ自分たちで商売しようと、製造販売、産地直送で起業します。いまでは町一番の会社になってしまいました。

「三度の飯よりミーティング」――問題はみんなで話しあいます。病気という逃げ場から抜け出て、具体的な暮らしの悩みをになうことは、「順調な苦労」なのだととらえます。地域住民と一緒に精神障害を学ぶ集いをはじめます。精神障害者自身でも誤解している体験なのだから「偏見はあたり前」と、結局、住民と場をともにしてしまいます。

一九九五年から「幻覚&妄想大会」が開催されました。その年に最も聴衆をわかせた妄想が表彰されるのです。自分の精神症状や体験を講演で話すと金になる、だからますます話すようになります。「昆布も売るし、病気も売る」のです。「幻聴さんにお願いすると愛嬌が出てくる」、「幻聴さんを可愛がると機嫌がいい」とか、いつの間にか異常体験とのつきあい方が身についてしまいます。

自分の病気に自分なりの病名をつけて紹介しているうちに、自分を見つめる「研究」をはじめて、これが「当事者研究」として発展しました。症状や問題行動を「見かけの苦労」ととらえ、背後にある金銭や対人関係の「現実の苦労」を見定めていくうちに、人間に普遍的な「本質的な苦労」にたどりつきます。そのことで自分は孤独でないことに気づくのかもしれません。

二〇一〇年には日本精神障害者リハビリテーション学会大会まで地元開催してしまいました。私は実はその学会の会長を務めていたのですが、精神障害をもつ当事者も住民も参加して、町をあげての歓迎でした。プログラムがユニークなだけでなく、とても気持ちの良い大会でした。「自分は専門職なんだ」と肩ひじ張って生きていくことはもう必要ないと、私も思いました。べてるの家の活動は、「隠さない生き方」の勝利と言えるでしょう。これまでの専門職とサービス利用者は、隠しあうことで、余計な苦しみを互いが背負うようになっていたのです。

リカバリーが意味するもの

いまあげた二つの例では、治療して「病気」自体をなくしてしまうことを意識していません。こうしたあり方は「リカバリー(回復)」という言葉で議論され、注目されるようになっています。最終章のテーマはこのリカバリーです。

一九八〇年代後半のアメリカ合衆国で、専門家対象の雑誌に精神障害のある方々が手記を連載してから、リカバリーはがぜん注目を浴びるようになりました。精神症状や障害は残っていても、自分の人生をしっかり歩んでいる姿に、感動とともに、ある種の不思議さをおぼえたのです。精神保健の専門職でさえ、精神病によって人格は崩壊しないまでも、ひとの手助けを必要とする状態にあると認識していたからなのでしょう。

英語のリカバリーは広い意味をもっており、災害の復興も会社の再建もリカバリーですし、手術の傷からもリカバリーし、アルコール症からもリカバリーします。日本語で回復というのも、「元の状態に戻ること」であったり、「失ったものをとり戻すこと」であったりします。精神保健での「リカバリー」という語には、次のような意味がこめられました。

まず「結果(アウトカム)」を重視する伝統的な使い方があります。これは、病気が完全になくなって元に戻ることを意味します。しかし、精神疾患の一部は後遺症を残しますから、完全に戻るわけではありません。糖尿病や脳卒中と同じことです。また、精神疾患に特徴的なのは、療養生活を要する時期と期間が、青年期を中心に一〇年近くあることです。社会で生きる技能を学び、就労に結びつく教育を受けるべき青年期の一〇年を経てしまうと、たとえ精神症状がなくなったとしても、元の生活に戻るわけにはいきません。さらに、精神疾患に対する偏見は現在も継続しており、精神科の受診歴があるというだけで処遇のされ方が異なってしまいます。

次に、リカバリー運動では「過程(プロセス)」を重視します。病気や障害は完全になくならないかもしれないが、自尊心や人生をとり戻すことはできる、社会の偏見を自分でとりこんで、自信をなくして無力感に打ちひしがれている状態から、もう一度自分の人生を生き直すことは可能だ、と考えるのです。ディスカバリーが発見であれば、リカバリーは「もう一度発見すること」です。この意味では、人生を生き続けるのですから、ゴールにはいつまでも到達はしません。毎日の活動や目標がリカバリーです。

不便だが不幸ではない

統合失調症になってから心理学博士号を取得したアメリカ合衆国のパトリシア・ディーガン女史は、身体障害をもつ男友達と語りあったことを優れた論文にしています。彼女は次のように記しています。「リカバリーは過程であり、生き方であり、構えであり、日々の挑戦の仕方である。直線的な過程ではない。ときに道は不安定となり、つまずいて止まってしまうが、気をとり直してもう一度歩きはじめる。必要としているのは、障害への挑戦を体験することであり、障害の制限のなか、あるいはそれを越えて、健全さと意志という新しく貴重な感覚を再構成することである。求めるのは、地域のなかで暮らし、働き、愛し、そこで自分が重要な貢献をすることである」。

「私は精神障害者である」というと自分のすべてが悪いように感じてしまいますが、「私は精神障害をもっている」ととらえることで、不便なのは一部分にすぎないことが意識しやすくなります。これは自分という存在をとり戻すことでもあります。ヘレン・ケラーは、聴覚障害、言語障害に視覚障害が加わった三重苦の状態を乗り越えて社会事業家となり、「奇跡の人」として有名です。彼女は「障害は不便です。しかし不幸ではありません」と表現しています。

社会の仕組みとの闘い

リカバリーには、もうひとつ第三の意味である「視点(ビジョン)」がつけ加わっています。第二の意味のリカバリーをするためには、周囲の人々の支援を必要とします。しかし、専門職や専門機関であっても、リカバリーを阻害するかかわりを続けている人や機関が数多く残っています。伝統的な機能である、保護、強制、世話、管理などが、いかに真のリカバリーを阻害してきたのかに多くの人が気づいてしまいました。どのような構えで支援しているのかを問う視点が第三の意味として加わったのです。すでに依存症の領域では、第二の意味のリカバリー概念が生まれていましたが、第三の意味は一九八〇年代後半の精神障害領域にはじまったものです。

カンザス大学で、強み(ストレングス)モデルをリードしているソーシャルワーカーのチャールズ・ラップ教授は、「リカバリーは、病気の苦悩と能力障害を克服すると同時に、社会における支配力および社会で確立しているケアの仕組みとの闘いである」と述べています。生物学的な病気や障害があるという事実と、それらが社会のなかでどのようにあつかわれ、人々の心のなかでどのように位置づけられるのかという意味は、それぞれ別の話なのです。

政策に採用されたリカバリー

一九九〇年代後半には、ニュージーランドを皮切りに、先進諸国の精神保健行政における方針にリカバリーが採用されました。新たな施設を作らなくていいし、余分な人材をあまり配置しなくても良いので、政策を打ち出しやすいという側面があります。各施設もこぞってリカバリー重視の方向に運営の舵とりをしました。サービスユーザーの希望や意見は無視できないほど、いまや利用者が力をもっています。

ここで、リカバリー支援の思想が本物かどうかを見極めるには、「パワーと責任を（利用者と）共有する」程度を判定することです。利用者とのパートナーシップと銘をうっていても、決定権が相変わらず専門職側にあるのであれば、偽物のパートナーシップということになります。

アメリカ合衆国では公衆衛生総監報告書で推奨され、利用者を中心に調査団を結成し、リカバリー・モデルを追求しました。その結果、①自己決定が前提として欠かせない、②個別的でその人中心のあり様である、③エンパワメントの過程である、④その人の全体的な現象である、⑤経過は非直線的である、⑥その人の強みに注目する、⑦仲間の支えが欠かせない、⑧リスペクト（尊厳）が重要である、⑨自分の人生に対する責任をとっている、⑩ホープ（希望）が最も重要な要素である、という統一見解になりました。

専門職側の問題

リカバリーを阻害する環境の例として専門職のサービスを挙げると、病理中心主義の見方、組織改革や危機を放置、サービスが断片化、職員の教育がない、ケア継続性がないといった事柄となります。日本の精神科病院のほとんどはこの状態にあるでしょう。大学病院であってもそうかもしれません。

専門職として最も大切な能力は、利用者に希望を与えることであると、ボストン大学リハビリテーションセンター所長であったウィリアム・アンソニー博士は次のように述べました。「自分自身が信じられない彼らを、私のほうが半歩前で彼らを信じる(I believe in them, before they believe themselves)」。しかし、利用者のリカバリーを信じられないで、無力感に打ちひしがれているのは、実は専門職のほうかもしれません。むしろ、サービス利用者である彼らがリカバリーするのに出会うことで、専門職こそがリカバリーできるのでしょう。

リカバリーの過程

リカバリーの過程は、次の五つの段階で議論されることが多いようです。

まず第一段階はモラトリアムの時期です。病気を否認して、自分が何者であるかに混乱したまま、無力感に打ちひしがれて、引きこもったり、自暴自棄に走ったりしています。

第二段階は気づきの時期です。自分の中からも外側からも刺激を受けて、病人でない自分を発見します。回復できるかもしれないという希望が生まれます。

第三段階は準備の時期です。仲間と結びつき、そこなわれていない自分の価値を再発見します。自分の強さと弱さを知る体験を重ね、疾病や障害に関する情報を学びます。

第四段階は再構築の時期です。肯定的なアイデンティティを鍛え、新たな生活目標に向けて努力します。病気や人生をコントロールする責任とリスクを引き受けます。

第五段階は成長の時期です。自分の能力に信頼をおき、意味ある人生を生きるようになり、自分の人生に感謝します。もちろん、こうした段階論は障害をもつ本人が目安とする参考基準であって、他人が測って押しつけるものではありません。

日本でも精神障害をもつ方々の手記活動は広がっています。やどかり出版ではシリーズでブックレットを発行していますし、ＮＨＫ厚生文化事業団も長年のあいだ、病や障害のある人々の手記発表を重要な活動のひとつとしています。

2　精神障害に対する理解

これまでの精神医学

リカバリーという考え方が広まる以前は、これまでの章でもふれたように、精神疾患に対するある強固な見方が支配していました。

「精神医学《サイキアトリ》」という言葉は、一九世紀初頭にドイツで生まれました。「心の治療」を意味したのですが、実際に行われたのは収容と観察でした。精神疾患分類の基礎をうちたてて、精神医学の体系を整えたのはエミール・クレペリンです。一八九三年に発刊されたテキストの第四版で、現在の統合失調症は「早発性痴呆」と名づけられ、人格の崩壊に至ると位置づけられたのです。その後、オイゲン・ブロイラーは、軽症のまま経過したり、症状が消失したりする例も含めて、「精神分裂病群《シゾフレニア》」と名づけました。基本的な障害として、思考のまとまりの悪さという連合弛緩を位置づけます。それが一九一一年のことです。

ひと昔前のことですが、精神疾患の患者は自分が病気であることが認識できないという「病識欠如」があるので、強制的な治療が必要であり、予後不良なのだから病名を「告知」するといった表現がされ、実際にそのように処遇された時代がありました。

病識欠如は、精神鑑定を仕事としていたカール・ヤスパースが用いた概念です。「同一文化圏の平均的健康人に近い判断」ができるという定義であり、専門医のように説明できることではなくて、調子の悪さを病気と自覚できる程度のことを意味しています。病院に通って服薬を続けている限り、糖尿病などと同じで、実際には問題ありません。

一方、本物の精神科医が統合失調症を発症して、理屈では幻聴のことを知っているはずなのに、聞こえてくる幻聴が本当の声だと主張する場合があることも特徴的な事実です。この現象は、自他を区別する認知をめぐるフィルター機能の障害とか、前頭前皮質の障害として追究されています。

日本では「病識欠如」が拡大解釈されてしまったために、病識欠如を理由に統合失調症であると診断され、一方的な強制入院に結びつけられた点が大きな問題でした。

病名の「告知」

告知はもともと上から下へ知らしめるときに用いられた言葉で、法律や行政上の用語です。がんという病気が治らない時代に権威主義的な医師が用いたのですが、精神科の治る病気にまで用いる言葉ではないように思えます。病名だけをこそこそと家族だけに伝えて深刻な顔をしていては、本人はますます希望をなくしてしまいます。

むしろ、いまの事態がなぜ生じていて、どうすることが適切な対処であり、将来の予測はどうなるのかについて、総合的な情報を本人と家族に早めに伝えるべきでしょう。専門職側もメディカルスタッフとチームを組んで、説明に十分な時間をかける必要があります。病気に関する説明もしないままに、「病識欠如」と判断するのはおかしな話です。

実態は、国立系精神科病院の外来を受診している統合失調症者を対象にした一九九七年の調査によると、自分の病名を正しく知っていた者は二〇%に満たなかったのです。統合失調症への病名変更後に病名告知率を調査した研究を見ると、変更直後の二〇〇二年には三六・七%でしたが、二年後には六九・七%に上昇しています。いまでは、よほどの事情がない限り、原則として本人に病名が説明されることでしょう。

見方は変わってきた

考えてみれば、精神医学ができて二〇〇年、シゾフレニア概念ができてわずか一〇〇年、あまりにも短い期間です。しかし、現代に生きるほとんどの精神科医師は、こうしたドイツ式精神病理の考え方ではじめからトレーニングされてきましたから、その内容を疑いにくかったのでしょう。いまの時代では、統合失調症の精神症状が軽症化している傾向、薬物療法によって接触しやすくなっていること、受診しない方々も含めた疫学調査によって、けっこう治りやすいことなどがわかってきています。

アメリカ合衆国バーモント州での研究では、慢性の障害を残した精神科病院の入院患者二六九例を対象に平均三二年間追跡しました。さらに時を経て、対象者のうち最新の診断基準によって統合失調症と診断された者八二例の経過を見ると、四五％は精神症状がまったくなく、統合失調症の診断基準を満たすことができないほど改善している人は六八％にのぼりました。

数多くの長期経過追跡研究をあわせたメタ分析の結果、二〇〇一年のＷＨＯレポートでは、「初発患者のほぼ半数は完全かつ長期的な回復を期待でき、生活がひどく制限されるのは残りの約五分の一」と整理されています。

ほかにも、単一の疾患というよりもおそらく四種類程度の疾患の集合体であろうと論じられたり、他方では、精神病症状発生前にはうつ病と区別がつきにくいことなどから、精神病単一疾患仮説が復活したりしています。関与する遺伝子の多くが同定されていますが、関与の仕方は複雑です。精神疾患とは、脳神経という生物学的な問題なのか、生存様式や環境との関係という心理社会的な要因なのか、全貌解明に至るまで、まだまだ謎がいっぱいです。

しかしいまの段階では、統合失調症はすべからく人格が崩壊するという予後を信じる精神科医はほとんどいません。精神疾患も、糖尿病や腎臓疾患のように、慢性疾患としてうまくつきあうことが適切な戦略であるという理解をしています。精神疾患であっても、患者とその家族は、疾患や障害に関する知識を得て、社会資源である人々の支援を受けながら対処能力を高めるべきであるという考え方が次第に浸透しています。

名称変更

全国精神障害者家族会連合会（全家連、当時）は会員アンケート等の結果、一九九三年に「精神分裂病」の名称変更を日本精神神経学会に要望しました。精神が分裂するという表現は人格を否定するような印象を与えており、さまざまな偏見を抱えた言葉なので関係者が困難を感じているというものです。これを受けて日本精神神経学会も委員会を設けて検討し、会員アンケートや総会でのシンポジウムを重ねて、シゾフレニアという国際的に共通する概念は変えないまま、日本語訳として「統合失調症」を二〇〇二年に採用しました。ただちに厚生労働省も、名称変更について各都道府県にその旨を通知しました。

一般の人にわかりやすく、共通した説明ができるように、委員会は次のように表現しました。統合失調症とは、「直接の原因がないのに考えや気持ちがまとまりにくくなり、そのために本人が困難や苦痛を感じたり、回復するための治療や援助を必要とする状態」を指します。失調という言葉で、「一時的に調子を崩したことを意味し、回復の可能性があること」を示します。あらためて、ひとつの病というよりも臨床症状群であること、最も影響されるのは対人関係であること、ストレスや不安などで統合機能は動揺しやすいこと、過半数は回復するが再発可能性があることなどについても確認されました。

一般には体験できないので共感しにくい妄想や幻覚についても、次のように説明を試みています。妄想とは、「内容的にあり得ないことを強い確信をもって信じており、それを説明するときの論理に飛躍があって、しかもその確信が訂正しにくいもの」とされました。幻覚は、「対象のないところに知覚が生じるだけでなく、（統合失調症の場合は）自分に対して何事かを語りかけてくる意味をともなっている」ところに特徴があります。

この病名変更の過程は、サービス利用者および家族と専門職との協働作業がはじまった象徴的なできごとでもありました。これ以降、専門職のあいだでも伝えにくい症状や疾病概念について、何とか一般の方々に通じるような説明の仕方が追求されるようになりました。一九九〇年代に日本に導入された家族心理教育活動において、各専門職が家族に解説する経験が日常的に広がってきたことも影響しているでしょう。

心理教育の立場で最も重要な視点は、サービス利用者と専門職の立ち位置です。両者が対立することなく、上下関係で教え込むのでもなく、問題を真ん中において、両者が協働して問題にとり組むやり方が次第に広がってきたのです。

「普通の人」どうし

Oさんは五〇歳で、病名は統合失調症。大きな体にいかつい顔、黒メガネをかけていますからかなり怖く見えます。実際に、ほかの精神科病院内で患者さんをおどして治療にならないと、私のいる病院に紹介されてきました。一人暮らしを目指して支援していくうちに、実はきわめて臆病で、社会に出ることが怖かったと打ち明けます。実際に暴力をふるったことは一切ありません。おどしたのも精神科病院ではそうするものと信じ込んでいたのだそうです。

そんなOさんが訓練している援護寮に、看護学生が実習に来ました。お互いが自己紹介して一日をすごします。帰りがけに看護学生は次のように報告します。「精神障害者は怖いものと聞いていましたから、昨晩は眠れなかったのです。でも実際に会ってみると、とても優しくて、普通の人なので驚きました」。管理医の私は、「精神障害者もあなたと同じ人間です。〝同じ〟

を見つけて良かったのだけれど、障害のために暮らしにくいという〝違い〟にも今度は注目してください」と偉そうに助言します。

そのあとにOさんがうれしそうに報告に来ます。「先生、普通の女の子と話をして、通じた！」つまり彼は、自分の話が世間の普通の人々とは通じないのではないかと心配していたのです。精神障害者自身が感じている不安というのは、そこまでも深刻なのだといまさら気づかされることになりました。Oさんも看護学生も、そして私も、ともに一方的にゆがんだ見方をしていたのです。

偏見と差別

「偏見」とは、ある集団や個人に対するかたよった見方です。「差別」とは、偏見に従ってある集団や個人を不利に扱うことです。「スティグマ」は、罪人や奴隷に押した烙印《らくいん》が語源になっており、不名誉とか汚名と訳されます。対象者の心のなかに内面化している点を強調すると「内なる偏見」とも表現できるでしょう。

精神疾患は偏見の度合いの高い存在だと確かに思います。就職場面などで、精神疾患にかかったことがあるという情報を出すか出さないかで、実際に就職決定に差がついてしまいます。法律における欠格条項はずいぶん整理され、改善しましたが、公的住居でも精神障害を理由に利用を拒否されるなど、不当な差別はまだ存在しています。マスコミの扱いも、ことさらセンセーショナルか、逆に隠し過ぎて特別の意味を匂わせる場合が残っているでしょう。

しかし、あらためて見直してみると、精神障害が偏見の対象となったのは、どうやらさほど古い話ではなさそうです。ミシェル・フーコーの『狂気の歴史』によると、古代においては「らい(ハンセン病)」が隔離の対象でした。一七世紀に「らい」はなぜか激減し、同時に時代はプロテスタントと科学という「理性の時代」に突入します。精神病者は監獄から解き放たれるとともに、療養所へと収容されることになりました。狂気を理性で制御しようとしたのです。ヨーロッパの巨大な精神病院はこの時代に歴史がはじまっています。

日本においても古来、精神病者や知的障害者は村や町でことさら隔離されることなく生きてきました。明治末期の近代化路線のなかで精神障害者の隔離政策がはじまります。しかし金をかけない私宅監置という方法に頼ったためか、隔離は徹底しませんでした。地方の村々ではなおも精神障害者はその特殊な存在のまま、いられたのです。おそらく隔離が徹底しはじめたのは、一九六〇年代からの高度経済成長期ではないでしょうか。民間精神病院が雨後の竹の子のように増加した時期と重なります。

実は、隔離も偏見も作られたものにすぎないのです。精神疾患が示す事実、精神障害者が暮らしている事実とは、それぞれ別の話であるはずなのに、否定的な側面が互いに結びついて偏見へと育っていたのです。

偏見の実態

ソーシャルワーカーの竹原利栄《としえ》は、一九九二年に白石大介が行った偏見に関する調査（入院患者六五六人と通院患者二五一人を対象）と、あえて項目をそろえて、二〇〇三年に主に社会復帰施設利用者一七八人を対象に調査しました。「社会が冷たいと感じる」のは、一一年後にかえって増えて五四・〇％、三〇歳代が多く、世間とまともに向き合うようになったからであろうと考えられました。「精神障害について世の中の人は偏見をもっていると思われるか」に対して、一九九二年は入院患者六〇・八％、通院患者六五・八％、二〇〇三年は六六・三％と、社会との接触が増えるほどわずかながら高い傾向にありました。総じて一一年間の変化は、法制度に支えられて精神障害者は少し生きやすくなっているものの、偏見という面では依然として厳しく、わずかに改善が見られる程度であるとまとめています。

偏見の解消はそう容易なことではないのです。それでも、一般市民に正確な知識を増やすこと、精神障害者本人との良いふれあい、専門職自身が精神障害者に肯定感を抱くこと、このあたりが偏見の修正に対して有効に作用するようです。

学校教育に対する期待

義務教育場面で精神保健に関する知識と対処法が教えられれば、実に多くの問題が解決するように思えます。

まず最初に、国民すべての四人に一人は発症するという精神疾患について、予備的知識を得ることができます。インフルエンザや成人病に関する知識は、実際に対処行動をするか否かは別にして、すでに国民共通のものになっています。それらよりも発生率や死亡率がはるかに高い精神疾患について、学んでおく必要性は誰にも否定できないでしょう。

次に、中学から大学にかけての思春期青年期は、精神疾患が最も発生しやすい時期でもあります。第1章でふれたように、人生におけるＱＯＬ損失総量の値であるＤＡＬＹでは、青年期における損失のほとんどは事故と精神疾患です。二六歳時に精神疾患のある人の場合、そのうちの五〇％はすでに一五歳までに何らかの精神疾患の診断基準に達しており、四二％はすでに一一歳時に精神病様症状を体験していたという研究があります。私が参加した調査でも、思春期に精神病様症状を体験した頻度は、日本の一四歳で一五％に至りました。二〇歳代以降に精神疾患が顕在化する人の場合も、実は思春期にすでに精神的な症状が存在していることが多いのです。彼らが青年期をうまく乗り越えるために、精神保健上の知識は不可欠です。

さらに、小中高の教員は職場のメンタルヘルス上、きわめてハイリスクな集団として注目されています。業務の負担が質量ともに多いこと、しかも、上から下から、生徒や家族から、さまざまに責任をつめよられます。しかも、児童生徒の精神疾患はほぼ全学級で出現します。担任一人での処理能力は限界を越えているようです。教職員の休職は高率で、しかもそのほとんどは精神疾患と診断されています。

国民に対する啓発活動を考えると、義務教育は最も効果的な場面です。国民のすべてに知識が伝えられ、精神疾患の存在と対処法が身近に体験されることになります。他人事でなく、自分にも発生しうる問題としてとらえることができます。危機におちいったときに思い出す対処法は、義務教育で習った基本の数々であるものです。

教員とメンタルヘルス

日本の実情はどうでしょうか？　教員は学級運営については見事にできても、個別支援となると技術にも時間にも限界があります。他の職場に比べるとチームワークが弱い職場で、問題を一人で抱え込む傾向が強いようです。養護教諭の機能は限定されており権限がありません。職場の精神疾患などに責任のある教頭や校長は、数年で異動してしまいます。非常勤のスクールカウンセラーではシステムを変更するだけの力にはなりません。さらには教育コーディネーター、スクールソーシャルワーカーと導入するのですが、肝心のシステム自体を変えようとしません。

二〇〇八年改訂の学習指導要領では、中学校で「心身の機能の発達と心の健康について理解できるようにする」、高等学校で「精神の健康」が教えられることになっています。しかし、精神疾患について教えることは、現実には多忙であるとか、教える専門性がないという理由で、ほとんど実施されていません。

オーストラリアでも最初は同様の状況だったそうです。精神病に対する早期介入活動を展開しようとすると、学校との連携を欠くことができないと判断した早期介入チームは、政府等への働きかけを重ね、教員が精神保健教育を行う際の要点を伝えるプログラムを実施するようになりました。「マインドマター」と呼ばれるこのプログラム用に、テキストやビデオが開発されました。指導する者も教員であり、夏休みなどに開催され、プログラム参加が個人評価に反映される位置づけになっています。

日本でも精神保健に関する教員教育が試行されています。しかし、肝心のプログラムに入る前に、教員自身の悩みが噴出し、教員自身のメンタルヘルスが話題になります。また精神疾患を疑う子どもを紹介する機関が具体的に問われ、受診を躊躇する家族への説得方法が切実に議論されてしまいます。学校現場から変えようとしても、学校関係者自身も当面の対処に押し流されているようです。

3　力をあわせる

チームワークの必要性

一人でできることは本当に限られています。本気で立ち向かおうとすると、ドン・キホーテが風車に突撃するように、空回りになってしまいます。必要なのは関係者のチームワークや連携協働なのでしょう。連携協働とは、「異なった考え方や能力をもった複数の人々が、共通の目標を達成するために、知恵と力をあわせること」を指します。そのなかでも、より組織化されたものをチームと位置づけます。

医療保健福祉という領域では、意外にチームワークが下手なのです。第4章でケアマネジメントを紹介しましたが、多くの場合、いまだに医療関係者と保健関係者と福祉関係者が一緒に仕事をすることに慣れていません。制度や予算も完全に分かれています。病院だって、医局と看護部といった具合に、職種によって分断されています。病院と診療所とのあいだ、精神科と他の科とのあいだなどなど、なかなかスムーズにことが運びません。それぞれが蛸壺《たこつぼ》に入っているようです。

変わる流れ

従来のやり方は次のとおりでした。急性期の疾患に対して、患者が病院に運ばれ、患者を流れに乗せてそれぞれが機能すると役目がはたせる、というのが医療機関の組織です。同じように、障害が申請され認定されて、適切な施設に措置入所させて、そのなかで規定された期間だけの世話をするというのが福祉の組織でした。これならば、各自が慣れたやり方を変えずに、新しいチームワークなぞ工夫しなくてもよさそうです。

状況が大きく変わったのです。疾病は慢性疾患が中心になって、病気や障害をもったままに地域に戻ります。福祉は二〇〇〇年の社会福祉基礎構造改革から、利用者自身がサービスを選定する時代になりましたが、利用者はやはり地域での生活を求めます。地域生活支援を中心に置こうとすると、専門機関の側がシステムを修正しなくてはなりません。それ以上に、職員の考え方や技術を変える必要があります。

つまり、機関やサービス中心主義から、利用者やその人の生活中心主義に移行するように求められているのです。いまのところ日本では理念ばかりが先行して、実態が変わっていないという課題を抱えています。一方、地域ケアを先行させて歴史のあるイギリスでは、もはや専門職の配置は「チーム中心の組織」を意識したものへと移行しています。専門職の養成段階から各職種は混じりあってインタープロフェッショナル教育を受け、互いを知るようになっています。

生活は実に多様な要素から成り立っています。病気や健康という要素だけでなく、住居、収入源、食事、身だしなみ、友人、生きがいなど、多岐にわたります。患者や障害者は症状で生活できなくなるのではなく、健康領域以外の生活問題で破たんするのです。しかし、これまでの専門職は自分の領域だけに注目して、その領域だけしか援助できなかったのです。自分の価値観やペースで支援できないと、利用者を「困難事例」と呼んでしまいがちです。

サービスをまとめる

障害をもちながら生きようとすると、いくつもの法律や制度を利用しないと生きられません。

Pさんは三〇歳の大変にまじめな男性。統合失調症という病名で精神保健福祉手帳二級と認定されていますので、グループホームに住んで、就労移行支援事業所に通っています。自立支援医療を申請して認められると、病院のデイケアに通っても一割負担ですみます。Pさんの場合は生活保護を受給しているので、もともと医療費は無料です。もちろん本音は、延々と病院や施設に通いたくもないのです。将来の希望は就職して結婚することです。

一八歳のときに発症して受診していますから、障害基礎年金の受給資格があり、入院中に申請して、障害年金二級を受給しています。いまは月に六万六〇〇〇円ほどになる額が二カ月に一度銀行に振り込まれます。都会ではとてもこの収入では生きていけないので、生活保護も併用しています。就労移行支援事業などで働いて得た収入は、一定額を越えると収入認定されて保護費が減額されてしまいます。せっかく働いているのに収入がさほど変わらないのには首をかしげてしまいますが、働くほうが元気になるので辞めようとは思っていません。

親友が沖縄に住んでおり、今度結婚するというので、思い切って出かけようと福祉事務所に相談したのです。すると、結婚式参列では保護費の対象とすることが難しいと言うのです。といって自由に使えるはずの年金を貯めると生活保護が打ち切られてしまいます。実際には旅費のあてはなさそうです。身体障害のある友人の場合はもっと大変で、居住地の自治体を出ると介護者の配置ができませんし、結婚式参加は「遊び」と判断されて、介護保険では介護の対象にしてもらえないそうです。

専門職も支援の制度も、いまのような断片化した運営では使いづらいものです。利用者中心のチーム組織、利用者中心の制度を目指す必要があるでしょう。イギリスでは、第5章で紹介したとおり、障害者本人が自分で使える予算のすべてを自分の裁量で配分できるので、その費用でパーソナルアシスタントを雇って、長い旅行もできる仕組みになっています。

ある一家の危機

どのようにチームで対応するのか、具体例で考えてみましょう。

とある町の保健センターに民生委員が訪ねてきました。担当地区のQ家のことです。七〇歳をすぎたおばあさんが一家の生活を切り盛りしていたのに、最近ボヤを出したのです。民生委員が訪問すると家中がゴミだらけで、話もつじつまがあわなくなっているというのです。そこで包括支援センターに所属している保健師が介入したところ、どうも認知症らしいというわけで、受診のうえ介護保険を申請することになりました。

ところが夫であるおじいさんは以前から脳梗塞の後遺症のために半身に麻痺があるだけでなく、最近は寝込んでいることが多く、おばあさんの申請手続きなどとても無理そうです。ひょっとするとうつ病が加わっているのかもしれません。

さらに、保健師が家庭訪問に行ったある日、中年の男性が出てきました。息子さんだそうですが、髭が伸びたまま、小声で聞きづらい話しかたをします。都会から帰ってきて、もう一〇年も家の中で過ごしていると言います。どうも何らかの精神障害をもっているように思えます。

もう一人娘がいたはずと聞いてみると、嫁に行ったけれど、最近別れてまもなく乳飲み子を連れて帰ってくるとの情報です。そういえば、この娘は以前に自殺企図をくりかえして大騒動を起こしていたはずだと記憶が戻ってきました。娘が帰ってくるとよけい大変そうな気がしてきました。これまでおばあさんがからくも一家をまとめてきたのに、認知症の発症で一家に破たんがはじまりそうなのだと理解できました。

チームワークの技術

包括支援センターの保健師は、Q家の実情を所内の会議で話題にしたうえで、関係者の拡大ケア会議を開催することにしました。ひとつひとつの事例であれば、支援することにさほど難しい例ではありませんが、これだけそろうと、誰をあてにしていいかがわからないばかりか、互いに影響しあって処理しきれなくなりそうです。

まずは実態を把握するための情報収集です。次に、訪問チーム結成や適切な受診先につなげる援助です。親戚筋や友人からの情報確認も必要です。これまでこのQ家の面々はどのように暮らしてきたのかしら？　各人はこれからどうしたいと願っているのかしら？　とりあえず、関係者がそろって家の大掃除をしながらの情報交換となりそうです。

こうした事例は、一般に「支援困難事例」と呼ばれたり、「機能不全家族」と認知されたりしています。ひとつのサービスや、一人の専門職だけでは、一家全体の問題を解決しにくいのです。こうした場合、家族構成員それぞれを支援するチームを結成する必要があります。

おじいさんとおばあさんについては、包括支援センターと居宅介護支援事業所の介護支援専門員を中心に動いてもらいます。息子さんのことは、当面は地区担当の保健師が相談にのりますが、保健所の精神保健相談員にもチームに入ってもらうつもりです。医療機関を受診すると病院のソーシャルワーカーもチームに加わります。将来的には相談支援専門員がケアマネジメントを行います。おそらく就労が課題となるでしょう。その折には、就労支援チームにも声をかけます。娘さんのことは、当面は乳児の心配があるので母子保健担当の保健師や家庭児童相談員にも娘さんの支援チームに入ってもらいます。チーム同士の情報交換は地区担当の保健師が行うつもりです。こうして、けっこう高度なチームが組まれました。

　ところで、集団スポーツを体験した方は身をもって知っているのですが、どんなすばらしい人材をそろえても、最終的な決着はチームワークで決まるし、チームワークを向上させるために必要なのは練習をくりかえすことだという事実です。

　医療保健福祉の対人サービス領域におけるチームワークであれば、その枠組みはケアマネジメントですし、練習はケア会議を重ねることでしょう。コーディネーターであるケアマネジャーは今後ますます重要な存在になります。

チームワークに必要なもの

映画『オーシャンズ11』は、ならず者が一一人集まって現金強奪を成功させる物語ですから、チームワークの本質と技術を教えてくれます。

チームワークに必要な第一の要素は、目的と目標を共有することです。大金持ちになるという目的とカジノの大金庫を襲うという目標、そしてその手段など実に明快です。医療や福祉の領域では、ややもすると患者の健康や幸福の実現は建前にすぎず、隠れた本音の目的が職員の安楽な環境づくりになっていたりします。そうなると、支援すべき対象者は迷惑な存在に位置づけられ、排除の論理が優先してしまいます。

第二の要素は、自分が得意な能力を備えておくことです。これがないとチームから声もかかりません。専門職として実際に役立つ能力を常にみがいておくのです。第三の要素は、互いのコミュニケーション技能を高めておく必要があります。相手の能力と限界を心得ていなければ、当然にチームワークができません。第四の要素は、情報を交換する場を設けることです。ならず者たちでさえも情報交換においては手を抜きません。医療や福祉の領域ではケア会議がそうした機会となります。

そして最後の要素は、自分が変容することを受け入れることです。自分だけは変わらずに、まわりに変われと主張する者は仲間に入れてもらえません。むしろ、変わることで成長するからチームワークは面白いのです。チームワークをくりかえしながら、本人も成長し、システムも改善をしていくわけです。そうした過程をとおして、機関の役割や法律も変わっていくのです。

ケアマネジメントがさまざまな領域に応用されて、これまで協働していなかった領域の人々が、ひとつの部屋で同じ事例を検討し、互いに役割分担をしていく場面が増えています。日本でも新しい世代が生まれているものと思われます。

パートナーシップ

専門職とサービス利用者との関係も変わりつつあります。ひとむかし前までは、専門職は利用者を教え導き、困っていたら保護して、必要ならば強制してまでも管理して、それらが思いどおりにいかないときに自信をなくして、無力を感じるまま、あろうことか利用者を責めていたりしていました。利用者も、自分の人生選択や生活の好みまでを専門家に任せて、同様にうまくいかないと、希望をなくして捨て鉢な行動に至ったりしていました。

本来とるべき責任の中身が違っていたのかもしれません。人生の主人公はその人自身ですから、選択の喜びも苦しさも、本人に返すべきだったのです。選択をはばむ病気や環境条件に専門職が介入すべき場合もあるでしょう。そのときだけは患者や障害者と呼ばれるかもしれません。危機を乗り越えたならば、人生の責任は再び本人が引き受けるのです。

専門職と利用者とのあいだにも、チームワークを成立させる必要があるでしょう。そのチームの課題は、患者や障害者の処遇ではなくて、あくまで症状や不便さ、あるいは生活課題や環境問題のはずです。患者や障害者は自分が直面している課題を解決したいと願っているし、専門職は、その課題にとりくむことに喜びを感じているから働くのだと思います。われわれは同じ課題を前にしてパートナーシップの関係になるのです。本来は互いに強制力などないはずで、責任も両者がとるべきなのです。

当事者と専門職の合同会議

二〇一〇年四月に、当事者や家族の代表と各専門職種を代表する者が六九人集まって、「こころの健康政策構想会議」が発足しました。座長は松沢病院院長(当時)の岡崎祐士《ゆうじ》です。従来のような有識者による諮問会議でなく、権限も予算もない手弁当の任意団体ですが、第一回の発足式には厚生労働大臣が出席しました。毎週の週末には熱気あふれる議論を集中して行い、六月には大臣に対する提言書がまとまりました。

要点は、①多職種チームによるアウトリーチ(訪問)を基本としたサービス提供、②市町村が主体となる「地域こころの健康推進チーム」の創設、③現在の精神医療を国民のニーズにあわせて改善、④家族をはじめとする介護者への支援、⑤改革を実現するための制度の整備、といった諸点となりました。

私もこの会議の一員でしたが、専門職どうしならわかるような専門用語の使用、職種特有の都合、現状への安易な妥協などは一切通用せず、本気で理想を追うことができました。当事者の発言には体験者の重みがあり、施策の真偽を見分けられるのも当事者でした。パートナーシップによって、本当に必要な施策が抽出されたと思います。

さらにこの提言を実現するために、「こころの健康政策構想実現会議」が引き続き組織され、全国で一〇〇万人署名活動を展開しています。その途中経過においても、専門職だけでは動かせなかった政策が動きはじめています。

二〇一一年夏には、医療法に規定される「四疾病五事業」の四疾病である、がん、脳卒中、急性心筋梗塞、糖尿病に精神疾患が加えられて「五疾病」となり、各自治体の医療計画では精神疾患も対象としなければならなくなりました。

二〇一一年末には、「こころの健康基本法」の法制化を目指して、超党派の議員連盟が発足しました。精神保健改革に向けて、ようやく力が集まってきたのです。

疾病と障害が併存するために、医療も福祉も必要とするという特徴を精神障害はもっています。また、そのうちの一方が強すぎることでかえって回復を阻害してしまう場合もあるようです。こうした性質によって、法律や管轄のうえで矛盾が生じたり、専門家や当事者団体のあいだでも意見が対立したりしてきました。さあ、このジレンマを乗り越えることができるでしょうか。

当事者による支援

精神障害をもって自分の症状とつきあいながら、サービス提供者としても活動する者を、「ピアスタッフ」「ピアサポーター」「ピアスペシャリスト」「当事者スタッフ」「当事者職員」「プロシューマー」など、さまざまに呼んでいます。二〇〇〇年にアメリカのジョージア州で研修システムが整備され、メディケア（高齢者・障害者用の公的医療保険）の給付対象となってから、急速に拡大している最中です。

日本では、大阪府のピアヘルパーの歴史が最長です。健常者であるヘルパーが来るとなると、緊張した精神障害者は自室の掃除をして構えて待っていたりするので、同一の体験をもったヘルパーがいることの意義は大きいものです。精神科病院からの退院を促進する地域生活移行支援事業の際にピアサポーターを加えた自治体が複数あり、専門職にとってもその手応えを感じる契機となりました。

イギリスでは「ユーザー参画」と称して、新たな政策やプログラムを導入しようというときには、計画段階からユーザーを委員に加えなくてはならないと、法律で定められています。

日本でも、内閣府における障がい者制度改革推進会議など、当事者が参加することが増えてきました。スローガンは「私たちを抜きに私たちのことを決めないで(Nothing about us without us)」です。これは障害者自立生活運動ではじまり、権利条約をめぐる国際障害者運動で広まった表現です。精神疾患や精神障害のことも、当事者と一緒に考えるべき話になってきたこの頃です。

歩みつづける

二〇一一年末に東京大学安田講堂では、ペンシルバニア大学のフィリス・ソロモン教授を迎えて、日本の「当事者サービス提供者」の発展可能性を考えるセミナーが開催されました。主催は、精神保健ユーザーと専門職が協働して設立したNPO地域精神保健福祉機構(通称コンボ)です。

各地ですでにピアスタッフとしてたずさわっている方々をはじめ、専門職も利用者も大勢で場をともにしました。熱気と希望にあふれていました。

思えばこの安田講堂は、私が医学部を受験する年に学生と機動隊の攻防があった戦場でした。しばらくのあいだ学会も開催できず、精神医療の発展もだいぶ遅れたのですが、そのぶんいま新しい動きがいっぱい現れたことも事実です。

この学生運動は、もともと医学部のインターン闘争から火がついたのですから、考えてみれば専門職側の勝手な話です。あのときにもっと住民や患者さんたちと一緒に動けなかったのだろうか、とあらためて思います。四〇年あまりの年月を経て、精神医療や精神保健も、ずいぶん遠くまで歩んできたものです。いつの間にか、若いスタッフに学生運動の話が伝わらなくなってしまいました。

これから日本でも急速に精神保健の活動が進展することを期待します。本書に書かれたことがすべて古臭い昔話になれば著者として本望です。おそらくそれほど遠くない時代に、精神疾患の機序は相当に解明されることでしょう。障害種別ごとの格差も少なくなるに違いありません。

それでも心の病は存在し続けます。人類や文明、生命の意味と切り離すことができないほど深く、心の病は永遠に問いかけ続けるのだと思います。

あとがき

さあいかがでしたか？「心の病」である精神疾患、精神の障害、ストレス、生き様とか、「回復」にこめられた治るという意味や、リカバリーについて、これまでよりも身近に感じられたとすれば幸いです。もっと知りたい疑問がわいているのであればさらに本望です。もとよりこの大問題に明快な結論が出ているわけではありません。未知の領域として皆さんの挑戦を待っています。

私にとって本書の執筆は、還暦を一歩越えた自分の歩みをふりかえる意味をもちました。研修医のころ、がんじがらめでとても変わりそうもない精神医療の状況でしたが、いつの間にか、ずいぶん様変わりをしています。一九八七年の精神保健法改正から変わり方が促進し、特にこの一〇年、さらにこの数年の動きはますます大きな歩幅になっています。

使命感を抱きつつも、ひどく戸惑った研修医のころに比べると、とても遠くまで来たように思えます。でも、すぐ近くの精神科病院は一九六〇年代とほとんど変わっていないことも事実です。川の流れのように、流心と岸辺では違った様相が見えるのかもしれません。

思えば私は、ずっと境界を歩み続けてきたようです。「普通ではない」と言われる狂気の世界に健常な心を追う一方で、「普通の人」の中に制御し難い言動のあることを見つめてきました。誰もがその二つの世界をもちあわせているのです。

私自身は脳の研究者にはなりませんでしたが、近年における脳神経系や遺伝をめぐる研究は驚くべき展開を示しています。ほんとうに自分が判断しているのか、それともDNAこそが人生を選択しているのか、ますますあやしくなってきました。一方、心的外傷後ストレス障害（PTSD）の研究から、心の問題が脳に不可逆的な影響を与える事実もわかってきました。脳が心を生んでいるのか、心が脳を作っているのか、心と脳も分けられそうにありません。

本書では、津軽と関東、日本と諸外国、明治から経済発展を経て現代へと、空間軸と時間軸を交錯させながら、「心の病」の境界を探ったことになります。境界はいったいどこにあるのでしょうか？　また、その境界は深い裂け目なのか、単なる人為的な線にすぎないのか、複数の軸からせまってみたわけです。

私はずっと医師として仕事をしてきましたが、医師の卵のころから他の職種に教えられ続けています。日本の精神科医としてはきわめて少数派に属するのですが、多職種チーム以外の環境で働いた経験がありません。他の職種との連携協働がないまま、一人ぼっちでは仕事が完結できない人間だと言われてしまいます。

医療活動の多くを看護師から学び、地域精神保健は保健師と協働し、精神分析療法や集団療法の際には臨床心理士に学び、生活諸活動は作業療法士と工夫し、就労支援で職業カウンセラーたちと行動をともにし、社会環境との接点はソーシャルワーカーたちと切磋琢磨してきました。そのたびに自分の職種は何なのかと自他ともに問われるのです。こうした営みは職種の境界を探ることでもありました。

総合病院の中では、ほかの身体各科で生じる心の問題についてスタッフの相談にのり、解決策を探るリエゾン精神医学の活動をしてきました。学校や企業の場でも、相手の言葉や思考の枠組みにあわせながらも、こちらの立場を伝えることを常としてきました。

境界を歩くさだめは、おそらく私の生い立ちと無関係ではないでしょう。学童期は父の仕事の都合で、全国を二年ごとに転校していました。新しく属する先々の土地で、対人関係様式や文化の掟《おきて》がどうなっているか、知らずに生きることはできないのです。その前の幼児期には、本家の長男という立場から、両親と祖父母とで奪いあう対象になったと聞いています。どちらかの世界に安住することは許されないと感じたのかもしれません。

どちらかの世界に身をおくことで、世の中の見え方が明確になり、なじんだ生活は快適なままなのですが、もうひとつの世界を見過ごしてしまいがちです。もちろん、あらゆる人が二つの世界に気を配り続ける必要はないのでしょう。しかし、少なくとも私自身はもうひとつの世界をずっと気にしてきたのだと、あらためて思います。
　こうした機会を与えてくださった蜂矢英彦先生に感謝します。本書は先生が一九九三年に著した『心の病と社会復帰』（岩波新書）の後継の書に位置づけられます。また、私を導いてくださる多様な当事者の方々と、故岡上和雄先生をはじめ、日本に精神障害リハビリテーションを立ち上げてこられた方々に、本書を捧げます。お名前を挙げるだけでも一冊の本になりそうな数の方々にお世話になりました。心からの感謝を申し上げます。読者諸氏には、本書を読んだことを契機に、あらためて精神保健をめぐる理解が広まることを祈ります。

二〇一二年四月

野中　猛

と思えるための25章』医学書院，2002
野中猛『図説 リカバリー――医療保健福祉のキーワード』中央法規出版，2011
ミシェル・フーコー『狂気の歴史――古典主義時代における』田村俶訳，新潮社，1975
竹原利栄『体験的精神障害者福祉論――スティグマの視点から』晃洋書房，2005
白石大介『精神障害者への偏見とスティグマ――ソーシャルワークリサーチからの報告』中央法規出版，1994
佐藤光源監修「統合失調症について――精神分裂病と何が変わったのか」日本精神神経学会声明，2002年(http://www.jspn.or.jp/ktj/ktj_s/index.html)
こころの健康政策構想会議編『こころの健康政策構想会議提言書』2011年(こころの健康政策構想会議 http://www.cocoroseisaku.org/ からダウンロード可)
Deegan, P. E., Recovery: The lived experience of rehabilitation, *Psychosocial Rehabilitation Journal*, 11(4), 1988
Harding, C. M., Brooks, G. W., Ashikaga, T., et al., The Vermont longitudinal study of persons with severe mental illness, *American Journal of Psychiatry*, 144, 1987
Andresen R., Oades L., Caputi P., The experience of recovery from schizophrenia: Towards an empirically validated stage model, *Australian and New Zealand Journal of Psychiatry*, 37, 2003

tors in psychotherapy: Quantitative findings, In ed. by Hubble M. A. et al., *The heart and soul of change: What works in therapy*, American Psychological Association, 1999

第4章

デイビッド・P・マクスリー『ケースマネジメント入門』野中猛・加瀬裕子監訳, 中央法規出版, 1994
野中猛・松為信雄編『精神障害者のための就労支援ガイドブック』金剛出版, 1998
障害者福祉研究会編『ICF 国際生活機能分類——国際障害分類改定版』中央法規出版, 2002
野中猛『図説 精神障害リハビリテーション』中央法規出版, 2003
野中猛・齋藤敏靖編『精神障害者のための宿泊訓練ガイドブック』金剛出版, 2004
後藤雅博編『家族教室のすすめ方——心理教育的アプローチによる家族援助の実際』金剛出版, 1998

第5章

マーク・レーガン『ビレッジから学ぶリカバリーへの道——精神の病から立ち直ることを支援する』前田ケイ訳, 金剛出版, 2005
ケン・スティール『幻聴が消えた日——統合失調症32年の旅』前田ケイ監訳・白根伊登恵訳, 金剛出版, 2009
野中猛「イギリスにおけるACT活動の歴史と現状」『精神障害とリハビリテーション』第9巻第2号, 2005
Jablensky, A., Sartorius, N., Ernberg, G., et al., Schizophrenia: Manifestations, incidence and course in different cultures. A WHO ten-country study, *Psychological Medicine*, supplement 20, 1992

第6章

浦河べてるの家『べてるの家の「非」援助論——そのままでいい

主な引用文献

第1章

呉秀三・樫田五郎「精神病者私宅監置ノ実況及ビ其統計的観察」1918

福田吉治ほか「日本の疾病負担と障害調整生存年(DALY)」『厚生の指標』第46巻第4号，1999

クリフォード・W・ビアーズ『わが魂にあうまで』江畑敬介訳，星和書店，1980

Gore, F. M., Bloem, P. J., Patton, G. C., et al., Global burden of disease in young people aged 10–24 years: A systematic analysis, *Lancet*, 377, 2011

WHO, *The World Health Report 2001, Mental Health: New Understanding, New Hope*, WHO, 2002

第2章

野中猛「精神科リハビリテーション100年の歩み」日本精神神経学会百年史編集委員会編『日本精神神経学会百年史』日本精神神経学会，2003

デイビッド・H・クラーク『精神医学と社会療法』秋元波留夫・北垣日出子訳，医学書院，1982

東雄司・江畑敬介監修『みんなで進める精神障害リハビリテーション──日本の5つのベスト・プラクティス』星和書店，2002

谷中輝雄・藤井達也『心のネットワークづくり──やどかりの里の活動記録』松籟社，1988

第3章

Joa, I., Johannessen, J. O., Auestad, B., et al., The key to reducing duration of untreated first psychosis: Information campaigns, *Schizophrenia Bulletin*, 34(3), 2008

Asay, T. E., Lambert, M. J., The empirical case for common fac-

野中 猛

1951年栃木県に生まれる
1976年弘前大学医学部卒業．藤代健生病院，代々木病院などで精神科医として勤務．1988年より埼玉県立精神保健総合センターにて地域精神保健にかかわる．2001年からは日本福祉大学教授．
現在―日本福祉大学研究フェロー，日本精神障害者リハビリテーション学会会長
著書―『悩む心の処方箋』(連合通信社)
『図説 ケアマネジメント』(中央法規出版)
『図説 精神障害リハビリテーション』(中央法規出版)
『ケア会議で学ぶ精神保健ケアマネジメント』(中央法規出版)
『精神障害リハビリテーション論』(岩崎学術出版社) ほか共著，訳書多数

心の病 回復への道　岩波新書(新赤版)1373

2012年6月20日　第1刷発行

著　者　野《の》中《なか》 猛《たけし》

発行者　山口昭男

発行所　株式会社 岩波書店
〒101-8002 東京都千代田区一ツ橋2-5-5
案内 03-5210-4000　販売部 03-5210-4111
http://www.iwanami.co.jp/

新書編集部 03-5210-4054
http://www.iwanamishinsho.com/

印刷・精興社　カバー・半七印刷　製本・中永製本

ISBN 978-4-00-431373-1　　Printed in Japan

岩波新書新赤版一〇〇〇点に際して

ひとつの時代が終わったと言われて久しい。だが、その先にいかなる時代を展望するのか、私たちはその輪郭すら描きえていない。二〇世紀から持ち越した課題の多くは、未だ解決の緒を見つけることのできないままであり、二一世紀が新たに招きよせた問題も少なくない。グローバル資本主義の浸透、憎悪の連鎖、暴力の応酬——世界は混沌として深い不安の只中にある。

現代社会においては変化が常態となり、速さと新しさに絶対的な価値が与えられた。消費社会の深化と情報技術の革命は、種々の境界を無くし、人々の生活やコミュニケーションの様式を根底から変容させてきた。ライフスタイルは多様化し、一面では個人の生き方をそれぞれが選びとる時代が始まっている。同時に、新たな格差が生まれ、様々な次元での亀裂や分断が深まっている。社会や歴史に対する意識が揺らぎ、普遍的な理念に対する根本的な懐疑や、現実を変えることへの無力感がひそかに根を張りつつある。そして生きることに誰もが困難を覚える時代が到来している。

しかし、日常生活のそれぞれの場で、自由と民主主義を獲得し実践することを通じて、私たち自身がそうした閉塞を乗り超え、希望の時代の幕開けを告げてゆくことは不可能ではあるまい。そのために、いま求められていること——それは、個と個の間で開かれた対話を積み重ねながら、人間らしく生きることの条件について一人ひとりが粘り強く思考することではないか。その営みの糧となるものが、教養に外ならないと私たちは考える。歴史とは何か、よく生きるとはいかなることか、世界そして人間はどこへ向かうべきなのか——こうした根源的な問いとの格闘が、文化と知の厚みを作り出し、個人と社会を支える基盤としての教養となった。まさにそのような教養への道案内こそ、岩波新書が創刊以来、追求してきたことである。

岩波新書は、日中戦争下の一九三八年一一月に赤版として創刊された。創刊の辞は、道義の精神に則らない日本の行動を憂慮し、批判的精神と良心的行動の欠如を戒めつつ、現代人の現代的教養を刊行の目的とする、と謳っている。以後、青版、黄版、新赤版と装いを改めながら、合計二五〇〇点余りを世に問うてきた。そして、いままた新赤版が一〇〇〇点を迎えたのを機に、人間の理性と良心への信頼を再確認し、それに裏打ちされた文化を培っていく決意を込めて、新しい装丁のもとに再出発したいと思う。一冊一冊から吹き出す新風が一人でも多くの読者の許に届くこと、そして希望ある時代への想像力を豊かにかき立てることを切に願う。

（二〇〇六年四月）